腎病

治療與中醫調養

徐大基 著

商務印書館

腎病治療與中醫調養

作　　者：徐大基
責任編輯：蔡梲音
封面設計：楊愛文
出　　版：商務印書館（香港）有限公司
香港筲箕灣耀興道 3 號東滙廣場 8 樓
http://www.commercialpress.com.hk
發　　行：香港聯合書刊物流有限公司
香港新界大埔汀麗路 36 號中華商務印刷大廈 3 字樓
印　　刷：陽光印刷製本廠有限公司
香港柴灣安業街 3 號新藝工業大廈 6 字樓 G 及 H 座
版　　次：2015 年 5 月第 1 版第 1 次印刷

ISBN 978 962 07 3430 4
Printed in Hong Kong

基於每人體質、病情各異，讀者如有健康問題，宜諮詢相關醫生的意見。本書作者已盡力提供最準確的資料，惟作者與出版社不會為任何對本書內容的應用負上醫療責任。

大基兄：

厚德載物

誠毅[illegible]世

[illegible]書

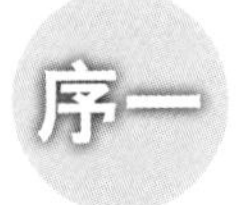

序一

弟子徐大基博士赴香港前任廣東省中醫院主任醫師、廣州中醫藥大學教授，從事中醫、中西醫結合腎病臨床、科研及教學工作二十餘年。2001 年始師事於余，深悉其中醫造詣深邃，又兼通現代醫學，從中西醫結合方面探索腎病治療與調養，卓有成效，積累了豐富的臨床經驗。其人謙虛勤奮，尊重師長，數度來哈求學問道；有時余到穗傳道授業，師生見面格外親切，推演學術，暢敘人生，共鳴者多。知其業務繁重，雖不能長期侍診於案前，然其精研余之著作，臨床每遇疑難，輒以書信或電話聯繫求解。日積月累竟大有所成，尤為難能可貴之處，其不分門派，博採眾長，精益求精，凡有助於提高中醫療效之方法，皆兼收並蓄，遂學識日進，在患者及同道中享有口碑，確是中醫界後起之傑出人才，為中青年中醫之佼佼者，作為導師，余深感欣慰！2008 年以優才赴港任職於香港浸會大學中醫藥學院，在港臨證、教學倏爾六年有餘，應用純中醫治療腎病又有了新體會。

弟子務實臨床，善於思考和總結，在緊張的診務、教學之餘，勤於筆耕，現結合香港行醫之體會，編著《腎病治療與中醫調養》一書，初稿示余，耳目一新。此書內容涉及慢性腎病之診斷、治療、預防與調養等方面。熔中、西醫醫理、療法於一爐，兼顧香港及內地中醫治療腎病特色，全面系統而又簡明扼要，既有理論探討，又有實證案例，兼有名家經驗和學術進展，誠為弟子長期臨床、學習總結；又是廣大腎病患者朋友日思暮想之問題彙集。本書內容豐富且通俗易懂，可讀性強，對從事中醫及中西醫結合腎病工作者有一定參考價值，對廣大腎病患者之治療與調養更有借鑒裨益，實為難得之佳作，爰樂為之序。

張琪

國醫大師
全國老中醫藥專家學術經驗繼承工作指導老師
黑龍江省名老中醫
黑龍江中醫藥大學終身教授、博士生導師
黑龍江中醫研究院主任醫師

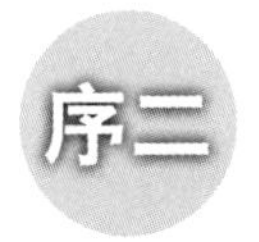

序二

徐大基醫生於 1992 年碩士研究生畢業後任職於廣東省中醫院腎內科，從事中醫內科與中西醫結合治療腎病的臨床、教學和科研工作。當時，作為國家中醫藥管理局確立的全國五個腎病中心之一的廣東省中醫院腎內科正式籌建。在這樣的背景下，徐大基醫生被先後派到廣州中山醫科大學第一醫院進修血液淨化，與在北京醫科大學第一醫院腎內科進修腎病病理與臨床。在北京進修期間榮獲該院“優秀進修醫生”稱號。其後，又多次參與各種專科進修深造，如北大醫院舉辦的全國腎科主任學習班與華西醫科大學循證醫學學習班等。

1997 年，徐醫生被國家人事部、衛生部及國家中醫藥管理局確定為全國第二批全國名老中醫藥專家學術繼承人，拜師於我。跟師三年中，勤勉好學，銳意進取，善於總結，繼承和發揚了導師的臨床經驗和學術思想，其中包括現代中藥藥理的學習等。2001 年又師從全國名老中醫、國醫大師張琪教授，再次得到名師大家的指點與親炙，臨床與理論水平得到了進一步提高。

現代綜合性中醫醫院的高層次人才大多數為複合型人才，也就是既要有扎實的中醫基礎、能用中醫解決臨床問題的真本領，又要有過硬的西醫基礎理論與純熟技能，以應付現代臨床所需，同時更具有正確的、融會貫通的思維方式。所幸，徐醫生在廣東省中醫院這所現代化中醫醫院的大熔爐裏摸爬滾打 16 年，通過多種學習方式，博採眾長、兼收並蓄，練就了扎實的中西醫基礎，培養了良好的思維方法，理所當然地成為這樣的複合型人才。

徐醫生被遴選為廣東省“千百十工程”優秀人才及廣東省中醫院“青年拔尖人才”。曾擔任廣州中醫藥大學第二臨床醫學院腎內科教授、主任醫師和碩士研究生導師。臨床中，他始終堅持以病人利益為中心，顯示高尚的醫德醫風；他具有良好的醫生素質與過硬的臨床基本功，能夠熟練掌握腎科常規手術的操作規程，如腹膜透析植管術、頸內靜脈插管術及腎穿刺病理活檢術等。

徐醫生跟我學習與共事，整整 16 年，可謂亦師亦友。作為導師，我見證了他的成長，見證了他從一名普通醫生，一步一個腳印地成長為主任醫師、教授。他始終工作在臨床一線，把本職工作努力做到了極致。對待病人如親人，多次獲得患者的書面表揚，被患者視為心目中的好醫生。對待同事，他具有良好的團隊協作精神，得到大多數同事的認同。對待學生，認真負責，因材施教，深受學生歡迎，多次被評為廣州中醫藥大學“優秀教師”和“優秀臨床帶教老師”等榮譽稱號。

2008 年，徐醫生循“優秀人才”到港，任職於香港浸會大學中醫藥學院，從事臨床、教學等工作。到港後，他仍經常保持多種方式聯繫，繼續與我探討中醫藥學術，以及在香港如何進一步發展中醫藥事業。我也曾多次到港參加一些學術活動，並曾擔任香港中醫藥管理委員會中醫臨床執業考試的境外主考等，因此對香港中醫現狀也有所體會。香港中醫的發展，應該重視中醫專科之路；同時，可借鑒內地中醫藥發展的經驗，以及充分發揮中醫藥在基礎醫療保健等方面的作用。徐醫生順勢而為，與香港同仁一起在純中醫環境下，不僅充分發揮中醫藥對慢性腎病的專科治療作用，同時在推廣中醫藥防治慢性腎病的科普知識方面也付出了極大努力。這本《腎病治療與中醫調養》正是他在緊張的工作之餘，焚膏繼晷，不避寒暑，集長期臨床一線的工作體會並結合不斷的知識更新，衷中參西，取百家之長，成一家之言。

全書以中醫理論體系為主旨，內容豐富、專業性強。同時參合西醫理論與常規，語言精練、通俗易懂。着重介紹了中醫藥如何治療慢性腎病，提出了清晰的思路和方法；強調了中醫治療的整體性、方證對應性；附錄了諸多典型的臨床醫案與個人多年的研究成果，客觀評價和印證了中醫藥在慢性腎病治療中的作用。尤其是關於慢性腎病的預防、飲食與調養等內容更具實用價值。

相信本書不僅是值得廣大腎病患者參考的科普讀物，亦是廣大中醫與中西醫結合專業人士值得借鑒的專業著作。故本人樂於向廣大患者朋友及各位同道全力推薦。是為序。

黃春林

廣東省名中醫
廣東省中醫院腎內科主任醫師
廣州中醫藥大學內科學教授、博士及博士後導師
第二批全國名老中醫藥專家學術經驗繼承工作指導老師

自序

由於社會、生態環境、飲食結構及生活方式的改變等原因，慢性腎病成為了一種常見病和多發病。早期診斷和早期治療對改善慢性腎病的預後至關重要。然而，遺憾的是許多慢性腎病患者卻並沒有得到早期診斷；有的患者雖然獲得早期診斷，卻因未能得到及時、合理的治療而耽誤了病情。

腎病早期大多可能沒有特殊的症狀，但最普通的尿檢或可早期發現腎臟疾病。但遺憾的是這些情況往往被忽視了。

中醫治療慢性腎病源遠流長。但一些人士由於認識上的不足，或存在某些誤解和偏見，或因利益上的衝突，而常常告誡腎病患者不要看中醫。這使得很多患者失去了最佳的早期中醫治療的機會。其實，在普遍情況下早期中醫介入治療慢性腎病，對提高療效，改善預後有重大的意義。到了晚期，其保守治療的窗口已經縮小，而替代治療耗費巨大，嚴重影響了患者的生活質量。

香港目前中醫沒有明確的專科分化，許多中醫屬於全科醫師。事實上，腎病患者還是選擇具有專科背景的中醫來就診。由於香港地區中醫發展滯後，患者對中醫能否治腎病及如何治療常常不甚清楚，就診時難免有很多問題。非專科醫師對這種專科性特別強的腎病，應該如何合理用藥、合理指導患者，可以説還存在很多盲區。在臨床中，我力圖對每一患者提出的任何問題都作出清晰而簡要的解釋。有的一時還回答不了的，則經過認真查閱資料求證後再作答。這一過程實際上是一個循證的過程，也是我不斷學習新知、總結經驗的過程。我編寫本書所需的很多資料正是從這一過程中獲得。

在編寫本書的過程中，筆者力圖把多年來在兩地的行醫經驗和從師學習心得，結合相關文獻學習，以及長期研究的體會融入其中，希望對腎病患者朋友有所裨益；也希望對業界同道有一些參考價值。

自 2005 年以專才來港工作一年，到 2008 年作為優才再度來港，迄今已經跨越了 10 個年頭。十年如白駒過隙，當年滿頭青絲，如今也已經兩鬢染霜。所幸，十分高興的是獲得了越來越多的患者朋友的信任，每當以中醫藥方法為患者解除疾苦，便感到由衷的欣慰！同時也深感香港中醫的發展，離不開走專科的道路。

非常感謝香港浸會大學中醫藥學院卞兆祥教授，就本人開展中醫藥治療腎病的專科工作提供了一個平台並給予大力支持。在本書付梓之際，香港浸會大學知識轉移處資助本人主持的“中醫藥治療腎病的專科計劃”項目，擬在本書出版後，在香港業界及社會進一步把中醫藥如何治療腎病的專業知識轉移給社會，以冀惠及更多的業界朋友及廣大患者和市民。

特別感謝許許多多患者朋友長期的信任和支持！是患者朋

友真誠的意見促成了本書的編寫。

感謝我的忘年朋友、香港仁濟醫院前任總理吳佛祥先生，我尊敬的香港朋友林寶榮女士和何耀華女士，多年來對我在港生活的關心。當我初到香港時，他們都給予了熱情的鼓勵，讓我在剛剛踏上一個陌生的土地時感到親切和溫暖。

感謝商務印書館蔡柷音、張宇程等編輯及全體同仁為本書的編輯、出版所付出的辛勤勞動；感謝廣州市百代專業設計室區詠及黃永森老師為本書製作了精美的專業插圖；感謝我的學術知己、著名中西醫結合專家江厚萬教授對本書編寫給予的指導；以及我的好友禤雅儀博士作為本書第一位讀者，利用業餘時間對本書的修改提出了寶貴而詳盡的意見。

由衷地感謝尊敬的導師、國醫大師張琪教授和尊敬的導師、廣東省名中醫黃春林教授分別為本書撰寫了熱情洋溢的序言；感謝張琪教授、黃春林教授、胡源民老師等三位導師多年來悉心傳授慢性腎病中醫治療的寶貴經驗；感謝德高望重的國醫大師鄧鐵濤教授多年來的諸多關心和指導。

非常感謝香港中醫藥業界許多朋友們多年的支持與合作。感謝香港新華中醫促進會俞煥斌理事長、香港中醫學會會長汪慧敏教授及前任會長朱洪民博士；香港註冊中醫學會會長陳永光博士及前任會長、現任香港中醫藥發展委員會中醫組主席馮玖教授；香港中醫骨傷科學會會長楊卓明教授和前任會長、現任香港中醫藥管理委員會中醫組主席黃傑教授；香港中醫護理學院前任會長許燕卿女士；香港中文大學中醫藥學院梁榮能教授、林志秀副教授及香港中文大學中醫藥研究所梁秉中教授。他們都先後邀請筆者在相關機構舉行有關慢性腎病的專題講座。感謝香港中西醫結合學會前任會長黃譚智媛醫生長期以來的支持，並多次邀請筆者共同主持有關腎病及相關疾病中醫藥治療的電台節目。香港腎友聯還邀請筆者擔任其刊物的專欄作者，長期撰寫中醫藥治療腎病的科普文章。所有這些學術活動對傳播中醫藥治療慢性腎病的知識，都起了一定的促進作用，同時也為本書的撰寫積澱了很多有用的資料。

最後也是最重要的，感謝我家人長期以來默默的支持和理解，值此本書出版之際，尊敬的父親作了樸實和富含深意的題詞。謹將本書獻我敬愛的父母，祝願我的父母和天下父母健康長壽！

本書是在業餘時間完成，雖力圖全面、準確，但終因時間、能力所限，書中定有不少錯誤疏漏，本着學術交流、經驗分享的目的，誠懇地希望各位讀者朋友在閱讀時給予批評指正。如有任何專業問題也歡迎討論。

徐大基

乙未年春
於香港浸會大學中醫藥學院

電郵：dartcm@yahoo.com

網頁：daji.haodf.com

目錄

第二部　常見慢性腎病的治療與中醫調養

第三部　慢性腎功能衰竭

第四部　慢性腎病的預防與調養

第一部

慢性腎病的診斷與治療

一、認識慢性腎病

國際腎病學會和國際腎臟基金聯合會都提出一個倡議，把每年 3 月份的第二個星期四定為世界腎臟日（World Kidney Day）。2006 年 3 月 9 日被定為第一個世界腎臟日，以此提醒人們對腎臟保健的關注。

腎臟位於腰背部脊柱兩側，左右各一，兩側腎臟形狀似蠶豆，每個腎臟厚 3~4 厘米，寬 5~6 厘米，長 10~12 厘米。腎臟重 100~150 克。腎上端達第 11 、 12 胸椎水平，下端與第 3 腰椎齊平。由於右側有肝臟的關係，右腎比左腎略低。

圖 1.1 人體泌尿系統

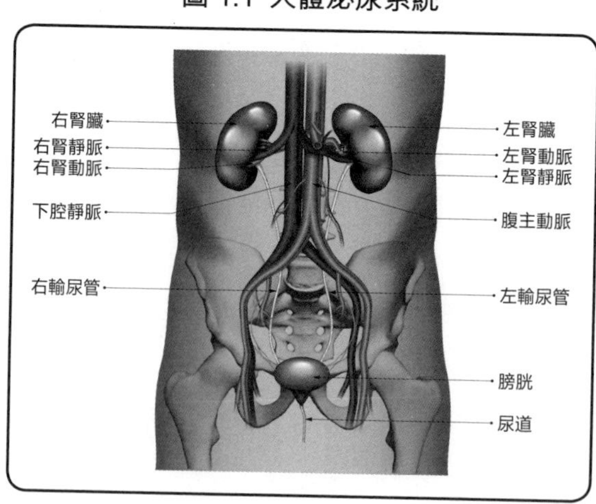

腎臟為實質器官，其內部結構大體上可分為腎實質和腎盂兩部分。腎單位是腎臟結構和功能的基本單位，每個腎臟有 100 萬個腎單位，每個腎單位都由一個腎小體和一條與其相連通的腎小管組成。

腎小體由腎小球和腎小囊組成。腎小球為血液篩檢結構，腎小球毛細血管壁構成過濾膜，從內到外有三層結構：內層為內皮細胞層，為附着在腎小球基底膜內的扁平細胞，上有無數孔徑大小不等的小孔，小孔有一層極薄的隔膜；中層為腎小球基膜，電鏡下從內到外分為三層，即內疏鬆層、緻密層及外疏鬆層，為控制濾過分子大小的主要部分；外層為上皮細胞層，上皮細胞又稱足細胞，其不規則突起稱足突，其間有許多狹小間隙，血液經濾膜過濾後，濾液入腎小球囊。在正常情況下，血液中絕大部分蛋白質不能濾過而保留於血液中，僅小分子物質如尿素、葡萄糖、電解質及某些小分子蛋白能濾過。

腎小管與腎小囊壁層相連的一條細長上皮性小管，具有重吸收和排泌作用。腎小管的主要生理功能是回吸收原尿中的水、電解質及營養物質，如葡萄糖、氨基酸等；其次是分泌 H^+ 、K^+ 及有機物質、排泄廢物，如尿素及有機酸等。此外，尿的濃縮和稀釋也是腎小管的重要生理功能。

圖 1.2 腎結構示意圖

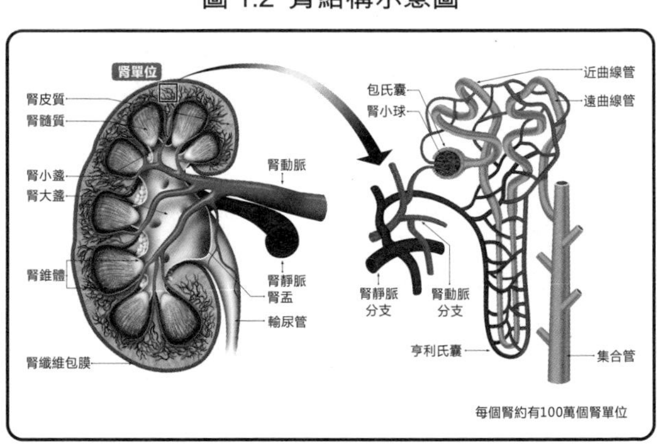

慢性腎病的新概念[1]

慢性腎病的新定義為腎臟損傷或腎小球濾過率（GFR）小於 60ml/min/1.73m² ，並持續 3 個月以上，即為慢性腎病。以下兩個狀況都可定義為慢性腎病。

1. 腎臟損傷，包括腎臟結構或功能異常超過 3 個月或以上，可以有或無 GFR 下降，可表現為下列異常：病理學檢查異常，腎損傷的指標呈陽性（包括血、尿成分異常或影像學檢查異常）。

2. GFR 小於 60ml/min/1.73m² 超過 3 個月或以上，有或無腎臟損傷證據。

慢性腎病的病變階段

慢性腎病根據腎小球濾過率下降程度，可分為以下五期。

圖 1.3 慢性腎病分期

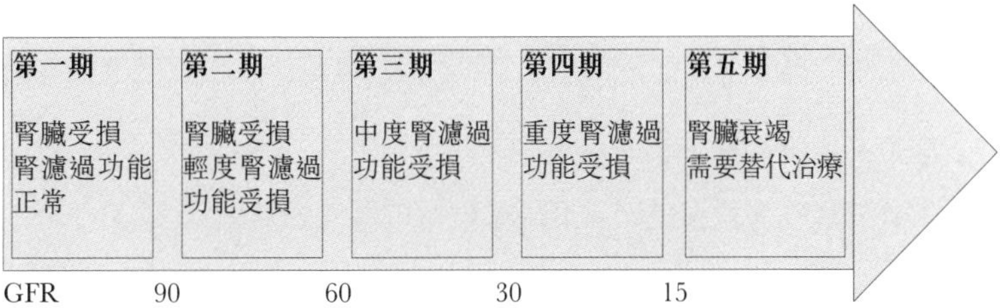

第一期	第二期	第三期	第四期	第五期
腎臟受損 腎濾過功能正常	腎臟受損 輕度腎濾過功能受損	中度腎濾過功能受損	重度腎濾過功能受損	腎臟衰竭 需要替代治療

GFR 90 60 30 15

說明：

1. GFR（腎小球濾過率）：單位為 ml/min/1.73m^2，正常 GFR 為 80～120ml/min/1.73m^2

2. 上述分期均比較主觀，僅僅以腎小球濾過率作為唯一標準，而不同的原發病即使是同樣的腎小球濾過率，其臨床表現也可能不同。

慢性腎病的分類

慢性腎病的分類方法多種多樣，有的按照病因分類，如分成免疫性腎病、感染性腎病、代謝性腎病、梗阻性腎病等。有的按照病變部位分類，如分成腎小球疾病、腎小管間質疾病、腎血管病變等。最為常見的則按原發性與繼發性來分類。

表 1.1　原發性和繼發性腎病

原發性腎病：

- 原發性腎病綜合症、原發性腎小球腎炎
- 先天性腎或輸尿管發育不良及遺傳性疾病，如先天性多囊腎、遺傳性腎炎等

繼發性腎病：

- 高血壓病腎病
- 糖尿病腎病
- 高尿酸血症（痛風）性腎病
- 過敏性紫癜性腎炎、過敏等因素導致的間質性腎炎
- 狼瘡性腎炎
- 其他器官惡性腫瘤性腎損害
- 乙型肝炎病毒相關性腎炎
- 腎結石、泌尿系統感染、前列腺增生、腫瘤引起的各種梗阻性腎病
- 藥物性腎損害
- 其他，如血管病變導致的缺血性腎病等

慢性腎病的臨床特點

為何病人會不知道得了腎病？這主要是因為慢性腎病在臨床上有兩個顯著的特點：

1. 症狀隱蔽性

很多時患者得了腎病一點徵兆都沒有，主要由於腎臟有很強

的代償功能。

正常情況下，每個腎臟有 100 萬個以上的腎單位，當慢性腎病發展到一定階段，出現部分腎功能散失的時候，其餘健全的腎單位會增強其功能以排除體內毒素，這種現象稱為腎臟的代償功能。此時臨床上可無症狀，血肌酐等指數也可不升高，如不進行尿常規等必要的檢查，則容易造成漏診。

2. 缺乏特異性

腎病的症狀常常不是腎病本身所特有的，如病人出現倦怠、乏力、食慾減退等均缺乏特異性，不易引起人們的關注及警覺，臨床容易被忽視。如果無此意識、不作尿化驗等檢查，容易造成誤診。

慢性腎病的發病原因

1. 中醫的認識

人體疾病的發生，關係到正氣和邪氣兩方面的因素。

正氣，是指人體的機能活動（包括臟腑、經絡、氣血等功能）和抗病、康復能力；邪氣，則指各種致病因素。

表 1.2　慢性腎病的中醫病因病機與特點

病因病機	特點
外感六淫	包括風、寒、暑、濕、燥、火。細菌、病毒導致腎損害，或誘發腎炎或加重腎損害。過度的陽光照射則可誘發狼瘡
疫癘	包括一些傳染性疾病，可直接造成腎損害
內傷七情	包括持久的喜、怒、悲、思、憂、恐、驚，均可能影響血壓波動，而加重腎病變
飲食失宜	包括飢飽失常、飲食不潔、飲食偏嗜等。尤其是對已有腎病者，不當飲食可明顯加重腎損害
勞逸過度	勞即勞動，包括各種勞作和運動；逸指休息和靜養。如果過勞或過逸都可能誘發或加重疾病
瘀血、結石	瘀血如腎靜脈血栓形成；結石則可造成梗阻性腎病
藥物性腎損害	藥物過敏及一些藥物的腎毒性作用
其他	如工業物質損害，不當的食品添加劑損害及外傷等

2. 西醫的認識

原發性腎病發病原因不盡明確，常與免疫因素有關，有的與遺傳因素有關。

繼發性腎病是由於原發疾病的影響導致腎損害，如糖尿病、高血壓、痛風、系統性紅斑狼瘡等。

慢性腎病加重與進展的危險因素

慢性腎病患者隨着時間的流逝，病情難免會進一步發展。有的患者雖有腎病，但能長期穩定；有的患者卻進展很快，甚至短時間內進入腎衰竭狀態。

表 1.3　慢性腎病加重與進展的危險因素

危險因素	特點
原發病	引起腎臟損傷的基礎疾病，如糖尿病、系統性紅斑狼瘡等未獲得很好控制
	腎病本身治療不佳，如慢性腎炎蛋白尿長期未獲得良好控制，則腎小球硬化會隨時間進行性惡化
加重因素	急性感染、敗血症
	手術、創傷或大出血，脱水、血容量不足
	尿路梗阻
	血壓控制不佳
	吸煙
	肥胖、高脂血症、代謝綜合症
	高尿酸血症
	妊娠
	血黏度升高
	勞累，休息、睡眠不好及精神緊張
飲食不節	高蛋白、高磷及高鈉飲食等

用藥不當	不恰當用藥或停藥，使用腎毒性藥物，尤其是止痛藥、造影劑等
	腎臟局部血液供應急劇減少，如腎動脈狹窄患者應用血管緊張素轉換酶抑制劑（ACEI）、血管緊張素受體阻滯劑（ARB）或非甾體類消炎藥（NSAIDS）
其他因素	年齡、貧血、嚴重營養不良、水電解質紊亂、酸中毒、高磷血症及甲狀旁腺功能亢進；其他器官功能衰竭，如嚴重心功能衰竭、嚴重肝功能衰竭等

參考資料：
1. 張曉光、汪年松：〈慢性腎病危險因素的研究進展〉，《實用醫學雜誌》，2007 年，23（23），頁 3641～3643。
2. 鄭法雷：〈早中期慢性腎病進展的防治對策〉，《中華臨床醫師雜誌（電子版）》，2009 年，3（6），頁 11~13。

慢性腎病的高危人羣

慢性腎病的發病常由多種因素共同造成的，其發病機制也頗為複雜，但具有以下危險因素的人羣，其發病率明顯增高，應高度警惕：

- 有腎病家族史者
- 忽視可導致腎病的一些疾病，如高血壓、糖尿病、痛風或高尿酸血症等病的治療人士
- 患有代謝性疾病，如肥胖、高血脂等
- 自身免疫性疾病，如系統性紅斑狼瘡等
- 各種傳染性疾病，如肝炎、結核病等，可能導致免疫介導的原發或繼發性腎病

- 濫用藥物或不規範用藥，可致藥物性腎損害，如抗生素、止痛劑等
- 慢性泌尿道感染、尿路梗阻者
- 血液高凝狀態者
- 不良的生活習慣會造成腎臟的直接或間接損害，如吸煙、過度飲酒，高脂、高鹽飲食，過少飲水，不注意尿路衛生及經常憋尿，精神高度緊張以及過度疲勞、過晚睡覺等
- 出生體重輕
- 年齡 40 歲以上
- 不重視治療上呼吸道感染，尤其是長期咽炎、扁桃體發炎者

老年人易患上的慢性腎病

一般來説，40 歲以上，即可能開始出現腎小球硬化，腎小管在老年期變化更大，如腎小管上皮細胞萎縮、脂肪樣變性、腎小管基膜增厚、遠曲小管及集合管有許多憩室及小囊腫形成。

老年人腎血管普遍硬化，有的嚴重硬化，血管內膜增厚，發生透明樣改變；有的小動脈萎縮閉塞，呈纖維化病變。這些結構改變必然會引起腎功能改變，使腎血流量減少，腎小球濾過率下降，腎小管功能降低，最後導致腎功能減退。

老年人的腎功能儲備下降，多種原因常促使腎功能急劇惡

化，如嘔吐、腹瀉、出血或血壓波動、水液補充不足、心力衰竭、嚴重感染、高溫、濫用利尿藥、腎毒性藥物等。

老年人易發生的慢性腎病主要包括如下：

- 在繼發性腎病方面，糖尿病腎病、高血壓病腎病、痛風性腎病及腫瘤性腎損害，尤其是糖尿病、高血壓是老年腎病主要的原因
- 尿路感染、梗阻性腎病、老年腎動脈硬化和缺血性腎病也是老年人常見的疾病

中西醫的腎概念異同

1. 中醫腎虛與西醫腎病

腎虛是中醫名詞，腎病是西醫名詞，兩個概念完全不同。腎虛分成廣義腎虛和狹義腎虛，目前常說的“腎虛”，多為狹義的腎虛，如遺精、陽痛、早洩、不育、不孕等。廣義上的腎虛是指中醫證型，屬中醫的腎虛證的範圍。腎病則主要指慢性腎臟病。

2. 中西醫有關腎的生理特點及症狀

圖 1.4 中西醫有關腎的生理特點及症狀

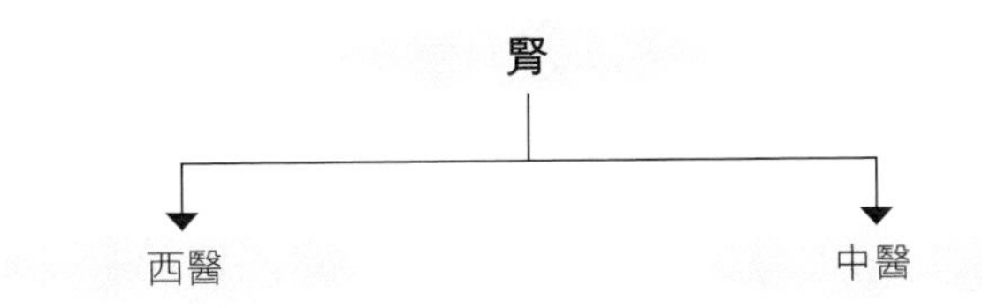

西醫

- 水代謝、排毒
- 電解質平衡——鈉、鉀、鈣等
- 調節酸鹼平衡
- 內分泌功能——促紅細胞生成素、胃泌素

可能症狀：蛋白尿、血尿、水腫、高血壓等

中醫

- 藏精——主生長、發育、生殖、衰老
- 主水
- 主骨、生髓、充腦
- 主納氣——腎為氣之根，肺主出氣、腎主納氣
- 開竅於耳

可能症狀：生長發育慢、性功能下降、腰膝酸痛；尿頻、尿濁；水腫；耳鳴、耳聾、眩暈等

3. 中西醫有關腎的內在相似之處

西方醫學對腎的認識，與中醫對腎的認識，在某些方面有非常驚人的相似之處。

表 1.4　中西醫有關腎的內在相似之處

中醫	西醫
腎主水，如腎不主水則會水腫	腎功能之一是排尿，調節水的代謝，水腫是腎病常見的一個症狀
腎主骨，如腎不主骨，則會骨痛、骨痿	骨的形成和鈣化需要正常的維他命 D 水平，而腎臟是活性維他命 D 的主要合成部位。腎功能受損會影響活性維他命 D 的合成，導致骨營養不良，出現骨質疏鬆、骨骼疼痛等症狀，西醫稱為腎性骨病
腎主骨生髓，如腎不主骨生髓，則會血虛	腎是促紅細胞生成素合成的部位，當腎功能下降，促紅細胞生成素合成不足，則骨髓造血功能下降而會出現貧血，稱為腎性貧血

醫案

腰痛誤診釀重症

患者，中年男性。犯腰痛好幾年，聽說男人腰痛是腎虛，於是去藥店買補腎藥服用。幾年下來腰痛時好時壞。後因頭暈、水腫入院檢查，結果發現腰痛其實是由腎結石引起的，且由於多年腎結石沒有得到恰當的處理，引發大量的腎積液，在此基礎上發生了慢性腎功能衰竭，併發高血壓等。

【評述】這是一個腰痛誤診的病例。

腰痛是臨床常見症狀，很多情況下，中醫辨證的確屬腎虛範圍。但是，腰痛的原因很多，常與慢性腰肌及腰椎病變有關。也可能是其他問題所導致，如本例之腰痛則為腎結石、梗阻等原因導致。

因此，對於臨床上任何不適，都要有一個合理的解釋，不僅需要中醫明確的解釋，有時還需要西醫進行必要的檢查確定，一定要刨根究底，使每一個臨床現象都得到明確的解釋才不致於漏診，對於腎病更是如此。

註

[1] National Kidney Foundation, "K/DOQI clinical practice guidelines for chronic kidney disease: Evaluation, classifications and stratification", *Am J Kidney Dis*., 2002, 39（Suppl 2）, pp1~246.

二、診斷慢性腎病

中西醫診斷法

1. 中醫診斷

中醫診斷主要根據臨床症狀進行綜合分析作出判斷。由於腎臟的代償機制，許多腎病早期沒有明顯的臨床症狀，在這種情況下可參考實驗室檢查的結果進行辨病，如根據血肌酐、蛋白尿、血尿等檢查結果進行分析。

在此基礎上根據中醫的四診分析中醫的證型，中醫診斷主要依據中醫四診，就是望、聞、問、切四種診斷方法。適當的實驗室檢查，有助於明確早期診斷。

一般來説腎病要做到既辨證又辨病。腎病中醫證型多為本虛標實，本虛包括脾腎虧虛、肝腎虧虛、氣陰不足、陰陽兩虛等；標實包括濕熱、水濕、痰濁、瘀血等。

2. 西醫診斷

- 臨床診斷：

一般來說，西醫根據臨床症狀、體徵和必要的實驗檢查，大多可獲得臨床診斷，如：慢性腎炎、腎病綜合症、糖尿病腎病及腎功能衰竭等都屬於臨床診斷。

- 病理診斷：

一些腎病的診斷需要依靠腎病理檢查，還有一些腎病在初診時沒有足夠的診斷依據，但是隨着時間的進展疾病就可表現出來。

原發性腎小球疾病的病理類型不同，其臨床療效及預後也不同，因此腎小球疾病患者，需要了解本身腎病變的病理類型，而不應該籠統地稱為“腎小球炎”。

腎病理與中醫證型有一定的相關性[1]，因此中醫治療也常需要參考慢性腎病的病理診斷。一些繼發性腎病，如狼瘡性腎炎也常需病理診斷，明確疾病的分期和類型，對更好地指導治療、判斷預後均有重大意義。

表 1.5 腎小球疾病病理學分類[2]

• 原發性腎小球疾病的病理分型		
腎小球輕微病變和腎小球腎炎		Minor Glomerular Abnormalities
局灶性和（或）節段性病變		Focal/Segmental Lesions
彌漫性腎小球腎炎		Diffuse Glomerulonephritis
膜性腎病		MembranousNephropathy
增生性腎炎 Proliferative Glomerulonephritis	繫膜增生性腎小球腎炎	MsPGN Mesangial Proliferative Glomerulonephritis
	毛細血管內增生性腎小球腎炎	Endocapillary Proliferative Glomerulonephritis
	繫膜毛細血管性腎小球腎炎	Mesangial Capillary Glomerulonephritis
	新月體和壞死性腎小球腎炎	Crescentic and Necrotizing Glomerulonephritis
硬化性腎小球腎炎		Sclerosing Glomerulonephritis
未分類的腎小球腎炎		Unclassified Glomerulonephritis

表 1.6 腎小球疾病病理學分類（續）

• 系統性疾病所導致的腎小球疾病	狼瘡性腎炎 過敏性紫癜性腎炎 IgA 腎病 肺出血腎炎綜合症等 全身感染所導致的腎小球疾病（如敗血症、感染性心內膜炎等） 寄生蟲性腎病等
• 血管性疾病所導致的腎小球疾病	結節性動脈周圍炎 血栓性微血管炎 良性腎硬化 惡性腎硬化等
• 代謝性疾病所導致的腎小球疾病	糖尿病腎病 腎澱粉樣病變及肝病性腎病等
• 遺傳性腎病	遺傳性腎炎（Alport 綜合症） 薄基底膜腎病（良性復發性血尿）等
• 其他腎小球疾病，如妊娠中毒性腎病，放射性腎炎等	
• 終末期腎病	
• 移植後腎小球病變	

• 功能診斷：

確定腎臟的功能狀態對於判斷腎病的嚴重性十分重要。習慣上常按血肌酐及腎小球濾過率等指數把腎功能狀態分成：

a. 腎功能不全代償期

b. 腎功能不全失代償期

c. 腎功能衰竭期

d. 尿毒症期

- **併發症與合併症：**

腎病併發症是指與腎病有明確因果相關的疾病，合併症則與腎病無明確因果相關，但兩者又密切相關，常同時出現。如慢性腎功能衰竭常引致營養不良、貧血、腎性骨營養不良等併發症，而糖尿病則是糖尿病腎病的原發病及常見的合併症；高血壓、脂代謝紊亂等則常常既是慢性腎病併發症又是其合併症。

慢性腎病的臨床表現

- 早期可能沒有明顯的表現，需要借助有關檢查手段才能明確。對於繼發性腎病，主要表現為原發疾病的症狀

- 當病情進展，可出現水腫，尿液異常（如血尿、蛋白尿、尿量異常等）及血壓升高等

- 晚期諸症橫生，可能出現嚴重水腫、少尿甚至無尿、面容枯槁、口有尿臭味、疲倦乏力、納呆欲嘔、氣喘、心悸等

以下詳細講解部分重點表現。

1. 水腫

感覺困重乏力，水腫部位按之凹陷。

首先要確定是否真有水腫，水腫指血管外的組織間隙中有過多的體液積聚，為腎病臨床常見症狀之一。與肥胖不同，水腫表現為手指按壓皮下組織少的部位（如小腿前側）時，有明顯的凹陷。

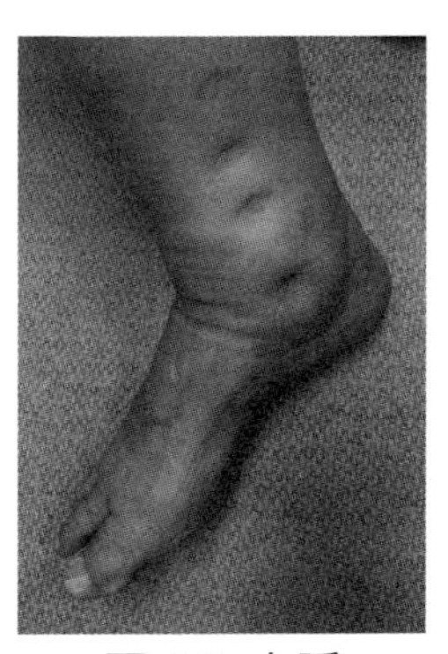

圖 1.5 水腫

- **水腫的中醫分類**

水腫的中醫分類法頗多，《金匱要略》稱水腫為“水氣”，按五臟證候分“心水”、“肺水”、“肝水”、“脾水”、“腎水”。宋代嚴用和則始按陰陽分類，將水腫分為陰水與陽水。

現代對水腫的分類多種多樣。按部位分類，水腫可分為全身性水腫與局部性水腫。液體在體內組織間隙呈彌漫性分佈為全身性水腫；液體積聚在局部組織間隙時為局部性水腫。發生於體腔內稱積水，如胸腔積水、腹腔積水、心包積水等。

表 1.7　常見的全身性水腫原因

- 心源性水腫
- 肝源性水腫
- 腎源性水腫
- 營養不良性水腫
- 甲狀腺功能低下黏液性水腫
- 經前期緊張綜合症
- 藥物性水腫及特發性水腫等

全身性水腫常見伴有尿量減少，嚴重全身性水腫可伴有腔隙性積水，甚至出現氣喘。水腫也可能導致血壓升高。

- **腎性水腫常見的部位**

眼瞼水腫：晨起眼皮和眼睛周圍發腫，皺紋消失

手指關節：常常感到手指難以彎曲、有腫脹感覺、戒指變緊

腳背小腿：感覺鞋變緊，穿有彈力的襪子後，有明顯的凹痕。特別在踝關節內側按之凹陷難起

其他部位：有時陰部或腰背部水腫

- **水腫的輕重分級**

a. 一度水腫 —— 踝腫，按之凹陷易恢復

b. 二度水腫 —— 浮腫過膝，按之凹陷沒指，不易恢復

c. 三度水腫 —— 全身浮腫，腹大胸滿，出現胸水、腹水等，甚至氣促，喘則更甚。

表 1.8　局部性水腫的特點

• 靜脈梗阻性水腫，常見於血栓性靜脈炎、下肢靜脈曲張等
• 淋巴梗阻性水腫，常見於絲蟲病的象皮腿、流行性腮腺炎所致胸前水腫等
• 炎症性水腫，常見於丹毒、癤腫、蜂窩組織炎等所致的局部水腫
• 變態反應性水腫，常見於血管神經性水腫、接觸性皮炎等

• 血循環障礙出現局部水腫

水腫可能有多種因素，如有的患者可能存在腎性水腫，但同時存在血管功能障礙或血栓形成等而構成混合性水腫。如慢性腎病患者有血液高凝狀態和水腫，突然出現一側肢體水腫加重，或者是在利尿消腫的過程中，突然出現一側肢體水腫，或一側肢體水腫特別嚴重，一般來說都可能存在循環障礙或併發血栓形成。

醫案 肥胖與水腫

患者女性，30 歲，2014 年 5 月 1 日，患者平時見白髮多，身體有腫脹感，有的同事說她肥，自己覺得是水腫，肥腫難分，無法判斷，故來諮詢。查問病況：平時納食正常，大便正常，小便清，多飲水則多小便。晨起無眼瞼水腫，長期體重穩定。雙下肢無凹陷性水腫。

【評述】一些人因為肥胖，感覺全身腫脹，認為是水腫。一般可參考尿量情況。如水腫，多數伴有尿量減少，特別是多飲水時，尿量也不能明顯增多。如有水腫，特別是腎性水腫，多數伴有小便異常，如出現蛋白尿等，可見小便混濁。如為心性水腫，則多有氣喘。本患者均無此表現，結合檢查判定無水腫。

如病人為隱性或輕度水腫，或肥胖者出現水腫，有時單憑肉眼觀察難以確定，可通過量度體重以了解是否有水腫。

如在同一時間點、同一條件（如同樣穿着，飯前、便後等）下量度體重，若體重突然明顯增加，則水腫的可能性較大。

另有一些患者是局部循環不良導致局部水腫，這則與尿量、體重等無明顯關係。但多有循環不良的表現，如靜脈曲張。

2. 尿液及排尿異常

尿量減少：腎病水腫明顯時，常伴有尿少或少尿；嚴重者可無尿

尿液渾濁：腎病如出現蛋白尿，且量較多時，可出現小便渾濁或有泡沫。當然小便渾濁或有泡沫還可能見於乳糜尿等其他原因，因此，如果小便渾濁或有泡沫，需要進一步檢查尿常規等

肉眼血尿：腎病有時可見肉眼血尿

排尿異常：如尿路感染等，可見尿頻、尿急、尿痛等症狀；梗阻性腎病可出現尿液潴留等

夜尿增多：正常情況下，夜尿是全天尿量的三分之一。夜尿增多一般是指夜間尿量增多。如果僅排尿次數多而尿量不增加者，不屬夜尿增多範疇，屬於夜尿次數增多。夜尿增多是指夜間12小時，如傍晚6時到次日早上6時，尿量超過全天尿量的二分之一

夜尿增多常見的原因有：

- 高血壓等原因造成腎小管功能減退
- 心功能不全
- 某些精神因素影響

3. 腰痛

腰痛除了可能是腎臟問題外，還需要考慮腰椎病變、腰肌勞損等其他疾病。為明確診斷需要進行必要的檢查，如：

- 小便檢查
- 腎超聲波檢查
- 必要時還要考慮腰椎片或腰椎 CT 檢查等

表 1.9　與腎病有關的腰痛類型

類型	特點
腎絞痛	疼痛突然發作，常向下腹、外陰及大腿內側等部位放射，呈間歇性劇烈絞痛。常由輸尿管內結石、血塊或壞死組織阻塞所致
腎區鈍痛及脹痛	泌尿系統疾病所致的腎區疼痛，包括腎臟腫大牽撐腎被膜引起，如急性腎炎、急性腎盂腎炎、腎盂積水、多囊腎、腎癌、腎下垂等
腎周疾病所致腰痛	如腎周圍膿腫、腎梗塞併發腎周圍炎、腎囊腫破裂及腎周血腫等 有的腰痛與脊柱及脊柱旁軟組織疾病有關，胰、膽、胃部疼痛也常放射到腰部

慢性腎病的常見檢查

針對慢性腎病的檢查一般包括尿液檢查、血液檢查、影像學及病理檢查等，以確定是否存在腎臟的功能與形態的異常。

1. 尿液檢查

a. 尿常規檢查：尿液常規檢查比較簡單，卻是早期發現腎臟病的線索。凡是懷疑患有腎病的都要及時進行尿液檢查。

- 尿常規檢查是確定是否患有腎病變、病變性質及程度的最簡便檢查。當中最主要的項目有尿蛋白、紅細胞、白細胞、葡萄糖、尿 pH 值及尿比重等

- 微量白蛋白尿與 24h 尿蛋白定量

- 微量白蛋白量可以靈敏地測定尿中微量白蛋白，是判斷早期腎損害的敏感指標之一。24h 尿蛋白定量增多則可反映腎小球或腎小管病變程度

- 尿白蛋白 / 肌酐比值（Alb/Cr Ratio, ACR）：為一項簡單、快捷、準確地反映尿微量白蛋白排泄的指標。主要通過檢查尿液白蛋白和尿液肌酐的含量，反映腎功能

b. 尿紅細胞位相檢查：可初步判斷血尿的來源，如分別腎小球疾病和非腎小球疾病。

2. 血尿、蛋白尿、白細胞尿及檢查思路

a. 血尿

血尿包括肉眼血尿和鏡下血尿。肉眼血尿是指肉眼看到的血尿；鏡下血尿則需要使用顯微鏡才能觀察到的血尿。

- 血尿常見原因

一過性血尿：劇烈運動後、外傷、月經、性行為後、病毒感染等都可能出現一次性的血尿情況，一般兩天內再檢察一次，如無特殊，則一般無需進一步檢查。

對於持續性鏡下血尿則需要系統檢查分析，包括腎小球性和非腎小球性原因。

- 血尿的分類

血尿分類方法很多，通常根據尿紅細胞形態分為兩大類，一是腎小球源性，另一類是非腎小球源性。

腎小球源性：主要指各種原因導致的腎小球腎炎，包括原發性腎炎和各種繼發性腎炎。

非腎小球源性：包括腎間質病變及腎外組織器官病變導致血尿，如尿路感染、結石、腫瘤、結核、前列腺炎、泌尿系臨近器官組織疾病和一些全身性疾病等，以及長期使用抗凝藥物，如法華令（warfarin）等藥。

表 1.10　正形紅細胞、畸形紅細胞與混合性紅細胞的不同臨床意義

正形紅細胞	尿檢有紅細胞，對紅細胞的形態進行分析，為正常形狀的紅細胞。一般屬非腎小球性血尿，如感染、結石及結核等
畸形紅細胞	尿檢有紅細胞，對紅細胞形態進行分析，為畸形紅細胞為主，或見到大小不一、形態各異的紅細胞，屬畸形紅細胞，其原發病可能屬腎小球源性。進一步需要進行腎穿刺病理活檢
混合性紅細胞	在尿紅細胞形態分析中，既有正形紅細胞又有畸形紅細胞，主要分析各自所佔的比例

尿液紅細胞形態檢查的結果是相對的，而不是絕對的。許多因素均可以影響檢查結果，如腎小球性血尿為明顯的肉眼血尿或患者在服用利尿劑時，紅細胞可表現為正常或均一的形態；而非腎小球性血尿在尿液滲透壓降低時，也可以出現畸形或多形性的紅細胞。

- 腎小球源性血尿的臨床特點

(i) 血尿合併蛋白尿及管型

血尿標本中有明顯的蛋白尿，尤其是以白蛋白為主的腎小球性蛋白尿，提示尿中紅細胞也源於腎小球。新鮮尿樣本即使發生溶血，尿蛋白量也不會很大，因而 24 小時肉眼血尿的蛋白量大於 1.0g，或 24 小時或鏡下血尿的蛋白量大於 500mg，提示為腎小球性血尿。非腎小球性血尿樣本中一般不會出現病理管型，一旦出現，尤其是出現紅細胞管型，則高度提示血尿來源於腎小球。

(ii) 一些病理類型的腎小球疾病出現血尿

對微小病變腎病、膜性腎病患者，一般情況下是沒有血尿的。如發現有血尿，首先應警惕是否有腎靜脈血栓等併發症的出現，其次應排除是否同時有泌尿系統的炎症、結石、腫瘤或血管畸形所引起的血尿。

- 血尿的檢查思路

經檢查發現血尿時，需要確定血尿的來源與原因，可進一步進行尿紅細胞位相檢查，一般需要檢查 3 次以上，以免誤差。

圖 1.6 血尿的檢查分析思路

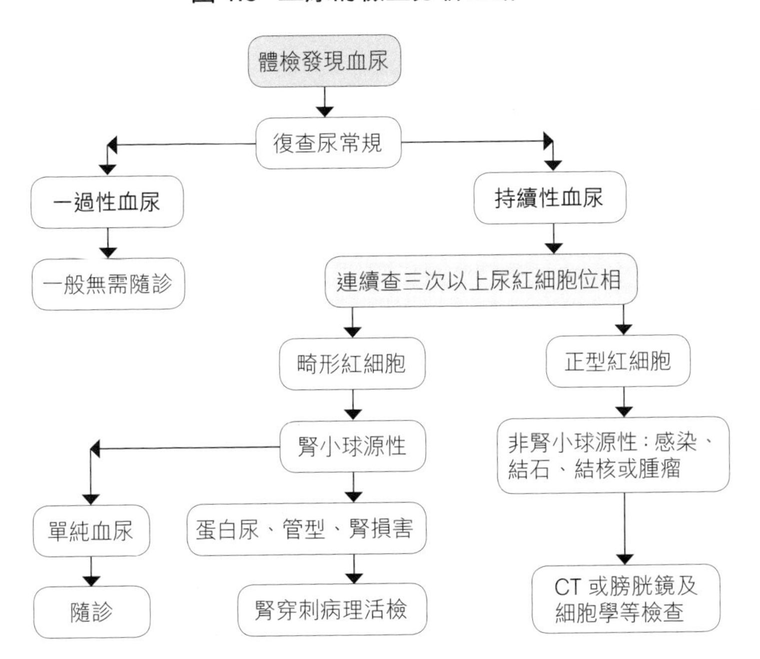

避免臨床見到血尿立即做 CT 等檢查，因為如果血尿為腎小球性，又無其他併發症，通常無需進行 CT 等檢查。

腎小球源性血尿可考慮進行腎穿病理活檢，明確診斷；非腎小球源性血尿可考慮超聲波檢查、CT 掃描、靜脈腎盂造影、逆行造影、膀胱鏡、腎動脈造影、尿細胞學檢查等。

b. 蛋白尿

正常人尿中蛋白含量很少，24 小時內小於 100mg，但在進行劇烈運動的情況下可達到 150mg。

尿常規檢查尿蛋白定性實驗呈陽性反應，24 小時尿蛋白持續 150mg 便稱為蛋白尿。假如僅於直立位置或採取脊柱前突姿勢時，尿蛋白排出增加，而躺臥位置時尿蛋白排量正常，這種情況屬於直立性蛋白尿。

根據蛋白尿持續時間，可分成暫時性蛋白尿、間歇性蛋白尿和持續性蛋白尿。

表 1.11　暫時性蛋白尿、持續性蛋白尿及間歇性蛋白尿的特點與區別

類別	特點	常見疾病或情況
暫時性蛋白尿	一般屬於良性蛋白尿，尿中蛋白一過性增多，通常持續數小時，一般不超過 24 小時，原發誘因去除後，尿中蛋白即轉陰性	如發熱、心力衰竭或脫水時出現暫時性蛋白尿；運動後也可有暫時尿蛋白排出增多，尤多見於青少年進行長距離賽跑、游泳、足球等劇烈運動後

持續性蛋白尿	多次檢查尿蛋白均呈陽性。持續性尿蛋白是病理性的	腎實質損害引起的蛋白尿，如腎炎等；腎血循環因素引起的蛋白尿，如腎靜脈血栓形成、心功能不全及溶血導致的血紅蛋白和由於多發性骨髓瘤導致的凝溶蛋白等
間歇性蛋白尿	蛋白尿時有時無	反覆感染的膀胱炎和腎盂腎炎，會出現尿蛋白，一旦感染受到控制，蛋白尿就會消失。而高血壓，心衰竭等疾病會隨病情的好壞而出現間歇性蛋白尿

- 蛋白尿的定量

尿蛋白的不同定量，其臨床及病理特點可能會有不同，一般可進行 24 小時尿蛋白定量檢查。

表 1.12　不同量尿蛋白的臨床意義

概念	24 小時尿蛋白	意義
少量蛋白尿	小於 1g	各種腎小球腎炎、間質性腎炎、腎動脈硬化性腎病、功能性或體位性蛋白尿、晚期腎衰竭等。
中等量蛋白尿	1.0～3.5g	可見於各種腎病，以腎小球疾病最為常見
大量蛋白尿	大於 3.5g	絕大多數屬於腎小球疾病。大量蛋白尿反復或持久存在，是腎病的一個重要表現，而蛋白尿本身又是加重腎損害的重要因素

• 蛋白尿的原因

蛋白尿的形成原因很多，最常見的是腎臟疾病，尤其是腎小球疾病。

表 1.13　蛋白尿的常見原因

分類	特點	原因
腎小球濾過膜通透性降低	也稱腎小球性蛋白尿。尿蛋白量常較大，通常每日在 1g 以上	免疫病理損傷，或缺血、中毒等破壞了腎小球濾過膜的完整性；或由於濾過膜電荷屏障作用受損
腎小管對濾過蛋白回吸收障礙	尿蛋白總量通常較少，一般每日在 1g 以下	常見於腎小管間質病變，如腎盂腎炎、低鉀血症性腎病等
溢出性蛋白尿	尿蛋白定性分析可檢出特殊蛋白質，如本周氏蛋白呈陽性等	常見於多發性骨髓瘤患者、嚴重擠壓傷導致的肌紅蛋白尿等
分泌性及組織性蛋白尿	多見於腎及尿路感染等	腎及泌尿道本身結構的蛋白質或其分泌排泄的蛋白質混入尿中

• 蛋白尿的檢查思路

針對蛋白尿的不同情況，進行進一步相關檢查。

如進行體檢檢查尿常規發現蛋白尿，首先進行復查，看看是否真的存在蛋白尿。如經過多次復查仍顯示有蛋白尿，則一般需進行 24 小時尿蛋白定量。根據蛋白質的定量，結合病史，一般可以對疾病做出簡單的臨床判斷。

如大量蛋白尿多屬於腎小球性蛋白尿，如無明確的禁忌症，多要求儘早進行腎穿刺病理活檢，以明確腎病理類型，更好指導臨床用藥、判斷預後。

如果考慮繼發性腎病導致蛋白尿，則需進一步了解是否併發糖尿病、高血壓病及一些系統性疾病等相關情況。

c. 白細胞尿

- 白細胞尿的原因

正常人的尿液中可見少量白細胞。當清潔中段尿，即取沒有污染的小便進行沉渣鏡檢，在顯微鏡下觀察，如果每高倍視野中的白細胞數量大於 5 個，即可診斷為白細胞尿。如進行尿細菌學培養發現有細菌生長，則稱為菌尿。

表 1.14　常見白細胞尿的原因

- 前列腺疾病、精囊疾病
- 泌尿系統鄰近組織和器官的疾病，如婦科炎症等
- 感染
- 結核
- 結石
- 異物
- 腫瘤
- 腎小球腎炎、腎小管間質疾病

因此臨床上對於白細胞尿應進行深入分析，不可單純認為所有的白細胞尿都是尿路感染。腎小球腎炎也可出現白細胞輕度增多的短期白細胞尿，是由免疫炎症所致。

此外，對原因不明的白細胞尿，要進行細菌定量培養，如培養多次皆為陰性，則要注意是否尿路結核和真菌感染。

3. 腎功能及其他項目的血液檢查

對於一般有慢性腎病史而無腎功能減退者，無需要經常檢查腎功能指標。如有腎功能衰竭者，則根據病情來決定檢查的頻度。一般來説腎功能越差，越要經常檢查。檢查腎功能的項目很多，一般可選用如下項目。

長期以來普遍採用血肌酐（Creatinine, Cr）評估腎功能，但慢性腎衰早期用血肌酐評估腎功能則缺乏敏感性。由於腎臟具有強大的代償功能，只有當腎功能減退百分之五十或以上時，血肌酐才會上升，部分慢性腎衰竭腎小球濾過率處於 30~50ml/min 時，血肌酐還可能處於正常偏高水平，尤其是一些體重低、消瘦的患者。

目前還有通過測定血清胱抑素或 ECT 檢查來了解腎功能狀態。另外，內生肌酐清除率（Ccr）或腎小球濾過率（GFR）可以比較準確地了解腎功能，尤其早期腎功能減退。

表 1.15　常見的腎功能檢查項目

項目	參考值	意義
尿素（Urea）	1.8～8.2mmol/L	由蛋白分解產生
血肌酐（Creatinine ）	67～133 μmol/L	腎功能下降到 50% 或以上時，血肌酐有可能升高
內生肌酐清除率（Ccr）	80～120ml/min	能比較準確反映腎功能，如果 Ccr 下降表明腎功能下降
腎小球濾過率（GFR）	80～120ml/min/1.73m^2	GFR 意義同 Ccr，檢測方式不同
胱抑素（Cystatin C）	0.7～1.38mg/L	判定早期腎功能損傷較血肌酐敏感

備註：

1. 不同的醫療單位可能採用的監測方法與標準不同，所測的結果也可能不同，需要參考以上的參考範圍。
2. Ccr 可按公式來計算：Ccr ＝（140 －年齡）× 體重 ÷[72 × 血肌酐（mg/dl）]
如為女性患者，則上述公式計算結果乘以 0.85，如化驗單上肌酐單位為 mmol/L，換算成 mg/dl 需除 88.4。
3. 採取測清晨空腹血及取血前後共 4 小時全部尿進行 Ucr 檢測。
4. Ccr 也可按另一公式計算：Ccr=Ucr × V/Cr
Ucr 為尿肌酐濃度，V 為尿量，Cr 為血肌酐濃度。

常見的血液檢查

腎病患病過程中，有時還要進行血清鉀、磷、鈣、鈉及二氧化碳結合力等檢查。對於併發症方面的檢查包括血液高凝狀態、血栓形成的檢查，還要考慮是否併發高脂血症、高尿酸血症及血清白蛋白等的檢查。

表 1.16　慢性腎病患者常見血液檢查項目及其意義

項目	英文名稱	意義
鉀	Potassium	鉀離子過低或過高都可能致心律紊亂；嚴重高鉀可致心跳停搏
鈉	Sodium	鈉具有維持血漿晶體滲透壓、調節體液酸鹼平衡、維持神經肌肉的應急性。如血鈉濃度過高或過低均可導致胃腸道及腦神經疾病等多種症狀
鈣	calcium	評估鈣磷代謝及是否有甲狀旁腺機能亢進等
磷	Phosphate	腎性骨病變及甲狀旁腺機能亢進時，磷會升高
二氧化碳結合力	Carbonate	評估體內酸鹼平衡狀況
尿酸	Urate	尿酸高是腎功能惡化的一個獨立因素
白蛋白	Albumin	可以評估蛋白質營養攝取量是否足夠，若太低會水腫或四肢無力
血紅蛋白	Heamoglobin	貧血指標
鐵離子	FE	是造血元素之一，如太高會造成沉積，皮膚變黑及鐵中毒
甲狀旁腺素	PTH	如升高則可能為甲狀旁腺功能亢進
血糖	Glucose	檢查糖尿病腎病的病情

<table>
<tr><td>總膽固醇</td><td>Cholesterol, Chol</td><td rowspan="3">總膽固醇、甘油三酯及低密度脂蛋白都屬於血脂範圍，血脂太高易造成血管硬化，高血壓、心腦血管併發症增加</td></tr>
<tr><td>甘油三酯</td><td>Triglyceride, TG</td></tr>
<tr><td>低密度脂蛋白</td><td>LDL</td></tr>
<tr><td>高密度脂蛋白</td><td>HDL</td><td>是一種抗動脈粥樣硬化的血漿脂蛋白，是冠心病的保護因子</td></tr>
</table>

慢性腎病患者，除了上述檢查之外，有時還需要例行進行胸片、心電圖等檢查。

4. 影像檢查

最主要的是腎超聲波和腹部平片檢查，腎 CT、MR、ECT 等檢查。可以了解腎臟大小、形態，有無結石、腫瘤、囊腫、腎盂積液、尿路梗阻、先天畸形等病變。

對於有異常者，必須根據具體情況制定複查的時間，必要時可考慮採用 X 線（如平片，靜脈腎盂造影及逆行造影等）及腎 CT 或 MR 檢查。

不同原因導致的腎病發生後其結構改變是不同的，大多數早期腎病者腎臟大體結構不會有甚麼改變，有些腎病早期和大多數腎病晚期可發生結構上改變。

亞洲人正常腎臟大小一般為：長徑 10~12cm，橫徑 5~6cm，厚 3~4cm。

如果進行腎臟超聲波檢查，腎臟小於上述體積稱為腎臟縮小，如兩側腎長徑相差大於 1 厘米則屬不對稱縮小。如果腎臟體積大於上述體積為腎臟腫大，多見於靜脈血栓形成。慢性腎炎晚期腎臟發生為對稱性縮小，而梗阻性腎病可能會出現腎臟、輸尿管積液等情況。不論是腎臟腫大還是腎臟縮小都屬病理狀態。

對於膀胱、輸尿管、腎盂等疾病的診斷和治療，有時可以進行膀胱鏡檢查。

5. 腎穿病理檢查

腎臟穿刺病理檢查，簡稱為腎穿，又稱為組織活檢。

腎穿病理活檢術是一項重要的、成熟的有創檢查，目前多在超聲波引導下進行，一般比較安全。但仍有可能在術後出現出血、腎周血腫等併發症。一般來説，腎穿病理活檢的目的為明確診斷、指導治療和判斷預後。

腎穿刺病理檢查的適應症

一般來説臨床遇到如下情況可考慮進行腎穿刺病理活檢。

表 1.17　腎穿的適應症

• 各類腎小球腎炎、腎小球腎病、全身性疾病，如系統性紅斑狼瘡等引起的腎臟損害
• 腎小球源性血尿

- 原因不明的持續性無症狀蛋白尿
- 原因不明的急性腎功能衰竭
- 原因不明的慢性腎病突然加重
- 懷疑為急進性腎炎
- 腎移植後出現排斥反應，或診斷為排斥反應而又治療無效，或懷疑原有腎病復發，應進行腎活檢，確定是否需要將已移植的腎臟摘除
- 連續腎穿刺可以幫助了解腎臟疾病的發展過程，觀察藥物治療的反應和估計患者的預後等

一般來説慢性腎衰是無需進行腎穿病理活檢的。但在特殊情況下，則需考慮進行。如穩定的慢性腎衰患者，忽然出現大量蛋白尿或腎功能急劇惡化，不能排除腎病理存在活動病變狀態，且超聲波檢查顯示雙腎無明顯縮小者，可考慮進行腎穿檢查。

腎穿刺病理檢查的禁忌症

在一些情況下進行腎穿檢查會有嚴重危險，不適合進行。總括如下，當中有的是暫時不適合。

表 1.18　腎穿的禁忌症

- 明顯出血傾向或正在應用抗凝藥物治療
- 血液透析患者，因用肝素藥物量較大，容易出血，應避免在透析前後進行腎活檢
- 嚴重貧血，血紅蛋白小於 80g/L

- 低血容量
- 孤立腎 ，即只有一個腎
- 腎腫瘤、腎結核、腎膿腫、腎盂積液、積膿或腎周圍膿腫，以及各種原因引起的急性腎內感染、腎動脈瘤或多囊腎等
- 嚴重高血壓，且血壓控制不佳
- 腎萎縮，腎皮質厚度小於 1 厘米，腎長徑小於 8 厘米
- 全身狀況不允許者，如妊娠、有大量腹水、過度肥胖、衰弱、精神異常不能合作
- 血管彈性差，如有動脈粥樣硬化、腎澱粉樣病變等

腎活檢的術前準備

詳細了解病史，注意有無出血性疾病及有無抗凝劑服用史。

術前停用一切抗凝、抗血小板製劑，女性患者避免經期行腎活檢。術前一天的晚上及術前早上儘量少吃東西，如有便秘，術前一天請醫生給予通便治療，必要時予以清潔灌腸，避免腎穿術後因為大便問題影響絕對臥牀制動的要求。

為避免出血，術前需要堅持進行凝血功能檢查；一定要查血型，以防萬一大量出血，可及時輸血。

患者需要術前詳細了解腎穿的過程及配合事項，避免情緒緊張。如患者特別緊張，可在術前適當服用鎮靜劑，避免手術失敗並減低手術風險。 需呼吸訓練，穿刺過程中，在超聲波定位時，需要根據指令呼吸，以明確穿刺進針的具體位置和深度；在穿刺

那刻患者需要屏氣最少 15 秒，以免穿刺針插入腎臟時，因為呼吸運動而撕裂腎臟。因此患者必須在術前訓練俯臥位時的呼吸和憋氣動作，並且能根據醫生指令呼氣和憋氣。

術前血壓應控制正常，無發熱、無咳嗽及感染等。血壓過高及咳嗽明顯者均暫時不宜穿刺，宜先控制血壓及治療咳嗽。

術後護理

穿刺後，立即用無菌紗布覆蓋傷口固定位置，同時用力擠壓止血 5 分鐘，然後再用沙袋壓住穿刺部位，再用多頭腹帶加壓綁紮。

通常要求患者絕對臥牀 6 小時，後可轉身，12 小時可下牀大小便，如有便秘不可用力可作灌腸。24 小時後可下牀活動，但仍以休息為主，需避免大量活動、用力大便或咳嗽，宜多飲水。觀察穿刺後頭三次尿液的顏色，有無腰痛、腹痛症狀。每半小時測血壓、脈搏 1 次，4 小時後血壓平穩可停止測量。

筆者採用上述嚴格的操作方案，在廣東省中醫院工作期間進行的腎穿操作數百例，從未有出血、腎周血腫等嚴重併發症。

腎活檢的常見併發症

腎穿畢竟屬於有創傷的檢查，一定要嚴格、慎重把握，以免造成不必要的損害。

表 1.19　腎穿的併發症

• 血尿 • 腎周圍血腫 • 腰痛及腰部不適 • 腹痛、腹脹 • 腎動靜脈痛 • 發熱等

醫案

如何分析尿液檢查

患者，女，48 歲。4 個月前檢查顯示為蛋白尿，2014 年 5 月 1 日就診諮詢。身體檢查顯示：蛋白尿 +，RBC++，WBC+，當時患者被告知腎有問題，但沒有説明甚麼問題。建議今後復診。患者平時並無特殊不適。追問病史，患者在月經後 2 天進行小便檢查。當時檢驗血肌酐等均為正常。平時有時皮膚瘙癢，無水腫等不適，納可，大便調，小便清。舌紅，苔薄黃脈沉細。

【評述】患者經後 2 天，可能由於小便的污染而出現血尿 / 蛋白尿、白細胞尿等。對於這種情況，需要反覆強調的是日後及時複查。如果多次檢查均顯示有蛋白或血尿，則有必要進一步進行其他項目的檢查。

註

1 徐大基：〈原發性腎小球疾病病理類型與中醫證型分析〉，《福建中醫藥》，1999 年，30(1)，頁 18~19。

2 WHO 修訂的腎小球疾病的病理分類（1995 年）。

三、治療慢性腎病的整體方案與藥物

慢性腎病的治療原則

不同時期、不同類型的慢性腎病，其治療方式有所不同。

對於原發性腎病，如慢性腎炎的治療首先需要控制蛋白尿，採取的措施包括適當的免疫治療、血管轉換酶抑制劑（ACEI）治療、中藥治療等。在併發症方面主要包括血壓的控制等。

對於繼發性腎病，治療過程中需要對原發性疾病進行積極治療，如糖尿病、高血壓、高尿酸血症、系統性紅斑狼瘡等。

早期腎病，出現大量蛋白尿或出現血尿等，應該先着力解決蛋白尿、血尿問題，避免病情纏綿或加重，甚至出現腎功能衰竭；後期可能出現許多併發症，尤其出現了慢性腎功能衰竭等則應避免腎功能進一步惡化。

對於慢性腎功能衰竭，中醫以扶正祛邪、標本兼治的方法進行治療，以延緩慢性腎衰進展；如果腎衰竭末期需要進行透析治療，由於透析的非生理性，過程中或之後可能出現併發症，中醫則配合治療減少透析併發症、提高透析效果、提高生活質量。

美國腎臟病基金會（NKF）的 K/DOQI（Kidney Disease Outcome Quality Initiative）工作組根據大量文獻及有循證醫學可信度的資料，進行分析整理後編寫的《慢性腎病臨床實踐指南》（簡稱 K/DOQI 指南）制定了慢性腎病的詳細分期治療計劃。

表 1.20　K/DOQI 指南中慢性腎病分期治療計劃

分期	腎小球濾過率	治療計劃
一期	大於 90	診斷和治療原發病，治療合併症，延緩疾病進展，減少心血管疾患的危險因素
二期	60～89	估計疾病是否會進展和進展速度
三期	30～59	評價和治療併發症
四期	15～29	準備腎臟替代治療
五期	小於 15 或透析	腎臟替代治療

資料參考：National Kidney Foundation, “K/DOQI clinical practice guidelines for chronic kidney disease: Evaluation, classifications and stratification”, *Am J Kidney Dis.*, 2002, 39 (Suppl 2), pp1～246.

中醫能否治療腎病？

中醫治療慢性腎病有悠久的歷史，中醫注重辨證論治，單用中藥或中西醫結合治療對延緩腎臟病病情進展，改善患者的預後有重要意義。

事實上，不但中醫在使用、研究中醫藥治療慢性腎病，西醫也有不少人士在使用和研究中醫藥治療慢性腎病，並取得了較好的效果。如：北京協和醫院自 1978 年開始將大黃製劑灌腸，應用於尿毒症患者，並取得了肯定的療效。[1]

反對使用中醫治療慢性腎病者通常認為中、西藥有可能互相衝撞。中、西藥相撞也就是中醫所說的“相克”，如使用類固醇激素治療的腎病患者，服藥後可能產生陰虛濕熱證，如果再給與壯陽溫腎之中藥，激素的副作用會加重，這就是所謂的中、西藥相克的問題；如果這時使用滋陰降火的中藥，則可與激素相輔相成，減輕激素的副作用而增其療效。

中、西藥的相克問題，很大程度上是中西醫不能合理地配合所致。著名腎病專家和中、西醫結合專家葉任高教授生前曾經指出，腎病最好用中西醫結合治療，他認為中、西醫各有所長，中、西醫結合能夠取長補短，本來最為上策，但如中西醫不經會診，而各行其道，則有可能背道而馳，互相抵消作用，這不是結合，而是中西醫混合。葉老強調，最理想的還是有一個醫生同時開中、西藥治療，如果不能，還是由一個腎科專業西醫和一個具有腎科專科背景的中醫治療，但雙方用藥或治療法宜互相配合。[2]

甚麼情況下可進行中醫治療？

中醫治療慢性腎病主張早期介入，在治療中能起的作用根據不同具體疾病及其不同階段而各有不同。

- **針對腎病本身的治療**：如一些腎病早期，或西醫無特殊療法，或由於藥物副作用大，患者不堪治療；或因病情不適合西醫治療等，均可考慮以中醫為主導治療。

- **合併症與併發症**：各種類型的慢性腎病，在病情發展過程中可能出現感冒、咽喉疼痛、胃腸炎等，這些疾病可以使用中醫治療，減少一些西藥的副作用。對於慢性腎衰進行透析，則可以中藥配合治療，減少併發症。

- **中醫配合西醫治療**：協同西藥治療，減少治療或西藥的副作用。一些腎病患者已經正在進行西醫治療，或因西醫治療效果有限，或西醫治療產生副作用，或停用西藥後病情可能復發等。例如原發性腎病綜合症患者在使用激素期間，可能產生一些副作用，這時可以採用中醫配合治療減少西藥的毒副作用。又如使用類固醇激素治療後，出現痤瘡等不良反應。

常見的中藥劑型

腎病治療所用的藥物劑型沒有固定的標準，一般根據患者的具體情況而定。但臨床多數用中藥湯劑，配合中成藥，有的則用粉劑、顆粒沖劑或膏方等。

常見的中醫療法

1. 辨證治療

辨證論治是中醫治療腎病主要的方法，著名中醫專家時振聲教授曾指出腎病治療“或攻或下或利水，不循辨證難為功”。[3]

辨證就是分析、辨認疾病的證候。辨證是以臟腑、經絡、病因、病機等基本理論為依據，通過對望、聞、問、切所獲得的一系列症狀進行綜合分析，辨明其病變部位、性質和邪正盛衰，從而作出診斷的過程。歷代醫家通過長期臨床實踐，逐漸發展形成病因辨證、八綱辨證、臟腑辨證、氣血津液辨證、經絡辨證、六經辨證、衛氣營血辨證、三焦辨證等。[4]

這些辨證方法，有各自的特點和側重，在臨床應用中可以相互聯繫，互相補充。慢性腎病常用的辨證方法有八綱辨證、臟腑辨證等。六經辨證、衛氣營血辨證等常用於外感疾病的辨證，但也用於內傷雜病，包括腎病的辨證。如狼瘡性腎炎，出現皮膚瘀斑、發熱等證也參考衛氣營血辨證。具體治法包括：汗法、滲法、下法、清法、補法和溫法。[5]

2. 辨病治療

辨病治療也是中醫固有的一種治療方法，這種方法起源於《內經》，創立於《傷寒雜病論》。清代醫家徐靈胎在《醫書全集》中指出："欲治病者，必先識病之名，能識病名而後求其病之所由生，知其所由生又當辨其生之因各不同，而症狀所由異，然後考其治之之法，一病必有主方，一方必有主藥"。

原發性腎小球疾病病情複雜，但早期多屬於免疫性疾病，因此通常可在中醫的辨證基礎上，使用具有免疫調節的中藥，如黃芪、蛇床子、雷公藤等。對於病情發展，由於慢性腎病多伴有腎纖維化、硬化等病理過程，而活血化瘀藥物具有一定抑制纖維化的作用，所以可以在適當時候加用該類藥物。

現代辨病治療與古代的辨病治療自然有所不同。辨證的微觀化是現代中醫的一些特點，使中醫能除了早期診斷腎病之外，還能根據具體疾病的內在機制進行中醫治療，從而避免其治療的盲目性。

由於慢性腎病的中醫證型與病理有一定的相關性，[6] 因此中醫用藥在一定程度上都參考腎病理的結果。

3. 針灸治療

國醫大師鄧鐵濤教授對於中醫治療慢性腎病，提倡使用多種方法，如水腫的治療主張必要時可配合艾灸法。

取穴：腎俞、水分、陽陵泉；三焦俞、關元、三陰交，膀胱俞、中極、足三里。每日灸一組穴位（分號前後各分一組）一次，使用三天，更換一組，背部穴位雙側同時懸灸 20 分鐘，腹部、足部穴位可懸灸 10 分鐘。[7]

4. 中、西醫結合治療

中西醫是人類在不同時期、不同地域與疾病作鬥爭過程中產生和發展起來的兩門學科，各有所長。在長期的醫療實踐體會到在臨床醫療工作中，應各取其長，中西醫結合，才能取得良好的醫療效果。

中西醫在基礎理論上結合是當中的重要環節。[8]

葉任高教授是廣州中山醫科大學腎科教授，生前致力於腎病的臨床研究，他認為中西醫結合醫學乃源於中醫、高於中醫；源於西醫、高於西醫，集中西醫精華於一體的醫學。

葉老認為，中西醫結合能提高糖皮質激素（類固醇）治療腎病綜合症的臨床療效，並減少激素不良反應的發生。

例如在首始使用大劑量激素治療階段，容易引起醫源性腎上腺皮質功能亢進，病人出現陰虛火旺，使用滋陰降火中藥，如旱蓮草、生地、枸杞子、女貞子、龜板、地骨皮、知母、太子參、麥冬等以滋陰降火，減輕大劑量激素引起的陰虛火旺證。

在激素撤減一定劑量時，可出現不同的皮質激素撤減綜合症，病人會出現不同程度的腎陽虛、氣虛表現，此時應該加入溫補腎陽藥物，如菟絲子、肉蓯蓉、補骨脂、淫羊藿、鎖陽等，亦可酌加補益氣血藥物，如黃芪、黨參等。加用這些藥物可增加腎上腺皮質激素的分泌和減輕激素撤減綜合症，能減少撤藥反跳現象和幫助鞏固療效。

葉老通過大量的臨床研究表明，對於腎病綜合症用中藥配合治療，激素不良發生率遠低於不用中藥者。

對於使用細胞毒性藥物的過程中，最常見的副作用是血白細胞減少，葉老的經驗是適當服用補血補氣的中藥，如當歸、黃芪、雞血藤、黨參、黃精等組成方劑，對防治白細胞減少有一定的療效。[9]

對於激素依賴型的，多為脾腎陽虛，可用五味異功散開胃健脾，待脾胃功能改善，用十全大補湯合龜鹿二仙湯以氣血雙補，溫陽補腎。對於停用激素後，則常以健脾補腎法治療。

對於應用激素後出現柯興氏綜合症（Cushing Syndromes）表現者，通常為氣血痰濕瘀滯經隧，阻於脈絡腠理所致。治以疏滯瀉濁，化瘀通絡。可用越鞠丸加味治療。如表現為陰虛濕熱者，則以養陰清濕熱法治療。[10]

醫案　健脾補腎中藥減少腎病復發

患者男性，58 歲，2012 年 10 月 16 日首診。患者於 1 年來出現面腫、腳腫、小便泡沫多。查 24 小時蛋白尿定量為 7 克。腎活檢提示 Minimal Change Disease（微小病變型）。給予類固醇每日 50mg 口服，後尿蛋白逐漸下降並轉陰，後類固醇漸減量到每日 15mg 時，病情復發，水腫不斷加重，且尿蛋白定量又升高。因此，再將類固醇加量至 40mg 並加用環孢素。最近類固醇減少到 20mg 時，再次復發。再加量如減藥前。現為提高治療效果、減少復發，前來中醫就診。刻下面浮肢腫、左下肢水腫明顯、倦怠乏力、腰酸腰痛。胃口一般，進食後胃脹明顯，口乾口苦。小便有泡沫多，大便偏爛。兩次復發前多是先開始腸胃不適腹脹。舌淡黯，苔薄黃，脈沉滑。雙下肢中度至重度凹陷性水腫。BP：142/86mmHg，檢查腎小球濾過率：70ml/min。

【診斷】尿濁，水腫

【辨證】脾腎虧虛，水濕瘀阻

【治法】健脾補腎，化濕活血通絡

【方藥】六味地黃湯合香砂六君子湯加減治療

製山茱萸 15 克，熟地黃 12 克，牡丹皮 10 克，茯苓 15 克，麥芽（炒）15 克，雞內金（炒）20 克，丹參 15 克，赤芍 10 克，白朮 10 克，黨參 20 克，木香（後下）5 克，砂仁（後下）5 克。每日 1 劑，日服 2 次

【飲食調護】避免進食煎炸熱氣食物，低鹽飲食。避免勞累及外感

【治療經過】患者服藥後感覺利尿作用加強，水腫漸消，尿泡沫減少。根據臨床表現予以隨證加減。約配合中醫治療 3 個月，尿蛋白轉陰，在西藥逐漸減量的過程，患者病情穩定，無復發。

由於患者服用環孢素，導致了比較嚴重的牙齦增生及牙齦發炎、出血等，中醫則加強清熱利濕健脾治療，牙齦增生及牙齦出血獲得控制。患者曾於 2014 年 1

月感冒後復發一次，當時尿蛋白增加，水腫復發，給予麻花連翹赤小豆湯合五苓散等加減，患者水腫及尿蛋白很快消失。

至 2015 年 2 月 25 日復診，患者堅持每週服用中藥 4~5 劑。所服西藥為強的松減少到隔日 5mg，環孢素每日 125mg，分 2 次口服，少量降壓藥物。臨床方面無水腫，一般情況良好，血壓基本穩定與正常；檢查腎功能、肝功能正常，尿蛋白陰性。

【評述】患者臨床表現為腎病綜合症，其病理診斷屬於微小病變型。本病理類型對類固醇激素的治療通常有效，但卻經常復發。每次復發，西醫常常重新開始大量類固醇激素治療，如此反覆多次，類固醇激素的副作用顯現，很多患者因此成為難治性腎病。

中醫對此類患者治療的切入點，並不是反對使用類固醇激素等藥，而是改善患者的脾腎功能，以期在類固醇激素等藥減量或停藥時避免復發，以及減少類固醇激素或環孢素等藥的副作用等方面發揮作用。

經過上述治療，患者所用西藥已經減到很低劑量，尿蛋白陰性，病情獲得完全緩解。

常用西藥及治療法

治療慢性腎病所涉及的藥物範圍很廣，使用的藥物很多，通常包括糖皮質激素類，免疫抑制藥類，如環磷醯胺、硫唑嘌呤，甲氨蝶呤、環孢素、驍悉、普樂可複等，以及人體免疫球蛋白和對症治療藥物，如利尿劑、降壓藥、降脂藥、降尿酸藥及改善血液黏度的藥物等。

1. 常用的免疫抑制藥

表 1.21　腎病常用的免疫抑制藥

類別	藥物	英文名	副作用及注意事項
類固醇類	強的松	Prednisone	感染、高血壓、高血糖、高血脂、低鉀血症、骨質疏鬆、無菌性骨壞死、白內障、體重增加、水鈉瀦留等
	強的松龍	Prednisolone	
	甲基潑尼松龍	Medrol Methylprednisolonum	
免疫抑制劑	環磷醯胺	Cyclophosphamide, CTX	白細胞減少和誘發感染。性腺抑制（尤其是女性的卵巢功能衰竭）、胃腸道反應、脱髮、肝功能損害，出血性膀胱炎、膀胱纖維化和膀胱癌等
	硫唑嘌呤（依木蘭）	Imuran	皮疹等過敏反應；骨髓抑制、胃腸道反應、肝功能損害、畸胎等

免疫抑制劑	環孢素（又名賽斯平、山地明）	Cyclosporin, CsA Cyspin Sandimmune	肝、腎功能損害、高血壓、高尿酸血症、高血鉀等，應測血藥濃度，調整劑量，如血肌酐較用藥前升高30%以上，需減藥或停藥。停藥後病情易反跳
	驍悉	Cellcept, 又名 MMF	過敏反應、中性粒細胞減少及嚴重腎功能損害等，對驍悉過敏者忌用
	他克莫司	Tacrolimus, Prograf, FK506	不良反應與環孢素類似，但程度較輕，如腎損害、神經系統損害和消化道反應，還有高血壓、血脂異常、心絞痛、心悸等
	咪唑立賓	Mizoribine	腹痛、食慾不振、白細胞減少、皮疹，血小板下降等

資料參考：1. MIMS Annual Hong Kong 23rd 2012～2013；2. 徐凱、朱其明綜述：〈免疫抑制劑的研究進展〉《醫學綜述》，2012年，18（14），頁2177～2180。

2. 常用的利尿藥

慢性腎病出現水腫，常需根據具體情況選擇使用利尿藥進行治療。

傳統上利尿藥的選擇是根據應用部位來決定。如有主要應用於腎髓袢升支皮質部的利尿藥，包括：噻嗪類如雙氫克尿塞；主要應用於腎髓袢升支髓質部的利尿藥，如速尿、托拉塞米等；主要應用於遠曲小管的利尿藥，如安體舒通、氨苯蝶啶等。

現則習慣於根據利尿的作用強弱進行分類，便於臨床根據不同的水腫程度選擇用藥。

腎病綜合症患者髓袢對藥物反應差，以及近端、遠端小管對鈉重吸收增加，所以利尿反應不佳者，在使用利尿劑時，必須增加藥物劑量以及增加給藥次數。如血清白蛋白過低，必要時須加用人體白蛋白等以提高利尿效果。

對於慢性腎病五期，大劑量（呋塞米每天 500mg 以上）均很有效，中等劑量（每天呋塞米 80～360mg）無效，但聯合噻嗪類利尿藥可能有效。大劑量利尿藥可能引起血清肌酐和尿素氮濃度升高等，往往弊大於利。[11]

表 1.22　臨床常用利尿藥

類別	名稱	英文名	應用	不良反應
高效利尿藥	速尿（呋塞米）	Lasix, Furosemide	抑制鈉重吸收，利尿作用強大。用於嚴重水腫、急性腎功能衰竭、加速毒物排泄、高鈣血症、高血壓危象	水電解質紊亂，如低血鉀。及耳毒性、誘發痛風、粒細胞減少、血小板減少及過敏等
	托拉塞米	Torsemide		
	依他尼酸	Ethacrynic acid		
	布美他尼	Bumetanide		
	阿佐塞米	Azosemide		
	吡咯他尼	Piretanide		

中效利尿藥	氯噻嗪	Chlorothiazide	用於水腫、高血壓及尿崩症	可致電解質紊亂，如低血鉀、低血鈉等。高尿酸血症，高血糖、高血脂代謝紊亂及過敏等
	氫氯噻嗪	Hydrochlorothiazide		
	三氯噻嗪	Trichlormethiazide		
	環戊噻嗪	Cyclopenthiazide		
	環噻嗪	Cyclothiazide		
	泊利噻嗪	Polythiazide		
	苄氟噻嗪	Bendrofluazide		
	吲達帕胺	Indapamide	降壓作用強於利尿作用	血尿酸、血糖升高，誘發肝昏迷。禁用於磺胺過敏、嚴重腎衰及低血鉀者
低效利尿藥	氨苯喋啶	Triamterene	促進鈉排出，可用於低血鉀的心衰，可配合 ACEI 類藥物，用於輕度水腫。作用慢、弱、持久	可致高鉀，特別是與非類固醇類抗炎藥及 ACEI 類藥合用時更嚴重，另有性激素樣作用
	阿米洛利，氨氯吡咪	Amiloride		
	安體舒通，螺內酯	Antisterone, Spironolactone		

資料參考：1. MIMS Annual Hong Kong 23rd 2012～2013；2. 張力輝、王綿、殷立新：《糖尿病及其併發症的臨床用藥》（北京：人民衛生出版社，2010 年 5 月第 1 版），頁 144；3. 吳逢波、徐琰、李健等：〈利尿藥的評價及合理應用〉，《華西醫學》，2008 年，23（2），頁 423～424。

3. 降壓治療

高血壓病可導致腎病，腎病也常常併發高血壓，降血壓是治療慢性腎病，延緩慢性腎衰進展的重要環節。

常用的降壓藥物有利尿劑、α 受體阻滯劑、β 受體阻滯劑、鈣離子拮抗劑、血管緊張素轉化酶抑制劑及血管緊張素 II 受體拮抗劑等六類。一般來説，降壓藥的選用需要遵循一定的原則，應用降壓藥治療高血壓應該達到長效和平穩地降血壓。

用降壓藥一般從小劑量開始，逐漸增加劑量，尤其是對於血壓顯著增高已多年的患者，不宜使血壓驟然下降過快、過多，否則患者可能因不能適應較低或正常水平的血壓而感不適，嚴重者可能導致腦、心、腎血液供應不足而引起腦血管意外、冠狀動脈血栓形成、腎功能不全等可能。當達到降壓目的後，可改用維持量以鞏固療效，盡可能用最小的維持量以減少副作用。

對於可能引起明顯直立位低血壓的降壓藥時，應該注意從坐姿起立或從平臥位起立時，動作應儘量緩慢，特別是夜間起牀小便時更要注意，以免血壓突然降低引起暈厥而發生意外。

對於嚴重高血壓，甚至發生高血壓危象或高血壓腦病時，要採用緊急降壓措施。

對於血壓不易控制者，臨床上常聯合應用幾種降壓藥物治療。

降壓目標

降低血壓至理想範圍固然重要，但過低的血壓有時會產生嚴重的不良後果。因此針對每一位患者降壓時都需要考慮年齡、臨床狀態等，設定一個合理的目標血壓。對於單純血壓升高而無明顯併發症的患者，在能耐受的情況下，可逐步降壓達標。

表 1.23　慢性腎病血壓控制目標

24 小時尿蛋白定量	血壓目標值
小於 1.0g	小於 130/80mmHg
大於 1.0g	小於 125/75mmHg

資料參考："血管緊張素轉換酶抑制劑在腎病中正確應用"專家協會組：〈血管緊張素轉換酶抑制劑在腎病中正確應用的專家共識〉，《中華腎病雜誌》，2006 年，22（1），頁 57～58。

對於有併發症存在的情況，如伴有冠心病、心絞痛者可選鈣通道阻滯藥，對傳導阻滯、心動過緩者亦甚安全；對早期腎衰可選用轉換酶抑制劑；對伴有心功能欠佳者更好，對血壓過高患者上述兩藥可同時應用；對心動過速者可選用 β 受體阻滯劑，尤其對心肌梗死後伴有高血壓、心動過速或過早搏動者可能有預防猝死的作用；對持久血壓不易下降者有時需聯合用藥，但應從小劑量開始，並經常檢查血壓。如果服用後副作用嚴重，需要分析原因及更換藥物。

4. 降脂治療

血脂異常是慢性腎病患者的常見表現，與慢性腎病的進展互為因果，共同引致慢性腎病心血管併發症和病死率升高。在慢性腎病患者血脂異常的早期治療中，除了生活方式的改變，還強調他汀類藥物的早期使用。[12]

有的慢性腎病的預後不佳，很大程度上與患者過早出現心血管疾病有關。心血管疾病的危險因素之一便是血脂異常。[13] 因此，改善血脂代謝對改善慢性腎病的預後有重要的意義。

a. 飲食控制：

在飲食上要避免高能量和高膽固醇的食物，合理選擇能減低低密度膽固醇的常見食物，如：水溶性纖維高的食物如燕麥、豆類、藻類（如海帶和紫菜）、蔬菜及適量水果等。使用含不飽和脂肪酸的食油，如葵花籽油、粟米油、黃豆油（宜適量）、芥花籽油及橄欖油等。食用富含奧米加三脂肪酸的魚類，如三文魚、沙甸魚和吞拿魚，有助降低心血管疾病風險，但血尿酸高者不可過食。

b. 適量運動：

應定期運動及維持理想體重，運動能增加高密度膽固醇，減少低密度膽固醇。每天步行 30 分鐘，對降血糖及維持理想體重有很大幫助。

c. 藥物治療：

如果飲食控制已經盡力，並且堅持合理運動，而膽固醇及甘油三酯水平仍偏高，則需服用或增加降膽固醇或降甘油三脂藥物，及小劑量使用阿司匹靈等對預防心血管事情均有重要的意義。

早在 1860 年人們就意識到脂代謝紊亂與腎組織病變有關。近 20 年來的動物研究進一步揭示了，高脂血症對腎臟疾病進程的影響。糾正高脂血症可以改善腎小球硬化、腎小管纖維化的程度，即使血膽固醇正常的患者，為使高密度脂蛋白代謝正常，預防性地使用調脂藥物，可減慢慢性腎臟疾病發展的速度。對於血脂正常的腎病患者也同樣可能通過使用他汀類藥物，來改善患者的腎病理改變並相應地減少尿蛋白，延緩腎功能不全的進展。[14]

d. 中醫治療：

動脈粥樣硬化主要由於脂質代謝紊亂及纖維蛋白溶解活性降低而引起，其病理改變首先由膽固醇及其他脂質在動脈內膜沉積造成內膜損傷，斑塊形成，纖維組織增生，動脈硬化。因此，調脂藥可以防治動脈粥樣硬化。

慢性腎病合併高脂血症可採取中醫辨證基礎上，配合使用具有一定降脂作用的中藥，如三七、丹參、蒲黃、玉竹、薤白、銀柴胡、黃連、茵陳等。[15]

5. 改善血黏度的治療

血黏度是血液黏稠度的簡稱，是反映血液黏滯性的指標之一。影響血液黏稠的因素主要有紅細胞聚集性及變形性，紅細胞壓積、大小和形態，血液中膽固醇、甘油三酯及纖維蛋白原的含量等等。

高黏血症，或稱高黏滯血症、血液高凝狀態，是指血液過度黏稠、血流緩慢，造成以血液流變學參數異常為特點的臨床病理綜合症。

血液高凝狀態可導致血栓，而血栓形成或栓塞是導致心、腦和外周血管嚴重病變的最後關鍵環節，是致死和致殘的直接原因。

早期高凝狀態臨床沒有特別症狀，因此需要進行一些必要的檢查，包括血漿的纖維蛋白原（FIB）、凝血酶原時間（PT）、活化部分凝血活酶時間（APTT）、凝血酶時間（TT）及全血黏度進行檢測。[16]

研究表明慢性腎病患者凝血機制的紊亂，隨着慢性腎病的進展逐步增加，在進入慢性腎病四期後尤為明顯，血栓素 A_2 與前列腺素 I_2 的比值（TXA_2/PGI_2）的代謝異常，血小板活化，內皮細胞受損是慢性腎病進展的重要因素。凝血機制紊亂，中醫可表現為血瘀證，隨着慢性腎病進展，血瘀逐步增多。有的臨床上雖沒有宏觀的血瘀表現，仍可能存在腎臟的微瘕積，即腎臟局部的瘀血阻絡。[17]

及早干預治療

對於慢性腎病合併血液高凝狀態，臨床必需有足夠的重視，需要早期干預治療。

西醫主要採取包括抗血小板凝聚、抗凝及溶栓等治療。藥物可使用阿司匹靈、氯吡格雷、低分子肝素、法華令等。如有血栓形成，介入溶栓或手術等措施可能是必要的。

中藥黃芪、丹參、鬼箭羽、肉蓯蓉、女貞子、黃精、水蛭、紅花及全蠍等在糾正血液流變學異常，降低全血黏度、紅細胞壓積、血沉、血小板聚集、纖維蛋白原，改善脂代謝及改善糖尿病血瘀狀態均有一定的作用。[18] 可配合選用中藥三七粉口服，如每次 1~3 克，每日 1~2 次。

註

[1] 劉炳岩：〈慢性腎功能衰竭的非透析治療新認識〉，李學旺主編，《慢性腎臟疾病的臨床常見問題》(北京：中華醫學會繼續醫學教育教材編輯部 2007 年 10 月)，頁 106~112。

[2] 葉任高主編：《腎病防治指南》(北京：人民衛生出版社，2000 年 9 月第 1 版第 3 次印刷)，頁 29 及 39。

[3] 時振聲：〈或攻或下或利水，不循辨證難為功〉，單書健，陳子華，石志超主編，《古今名醫臨證金鑒：水腫關格卷（下）》(北京：中國中醫藥出版社，1999 年)，頁 65。

[4] 朱文鋒主編：《中醫診斷學》(北京：中國中醫藥出版社，2002 年 8 月第 1 版)，頁 176~219。

[5] 陸廣莘：《中醫學之道》(北京：人民衛生出版社，2001 年 4 月第 1 版)，頁 73~78。

[6] 徐大基：〈原發性腎小球疾病病理類型與中醫證型分析〉，《福建中醫藥》，1999 年，30(1)，頁 18~19。

[7] 鄧鐵濤：《中國百年百名中醫臨床家叢書：鄧鐵濤》(北京：中國中醫藥出版社，2001 年 10 月第 1 版)，頁 70-85。

[8] 徐大基、黃春林：〈關於臨床中西醫結合的若干體會〉，《中國醫藥學報》，2002 年，17(6)，頁 366~368。

[9] 葉任高主編：《中西醫結合腎病學》(北京：人民衛生出版社，2003 年 6 月第 1 版第 1 次印刷)，前言，頁 159~160；葉任高：〈腎小球疾病中激素、細胞毒及其他藥物的應用〉，葉任高、沈清瑞主編，《腎病診斷與治療學》(北京：人民衛生出版社，1994 年 8 月第 1 版)，頁 215，217。

[10] 傅文錄：〈皮質激素與中藥合理伍用治療腎病綜合症〉，時振聲主編，《時氏中醫腎病學》(北京：中國醫藥科技出版社，1997 年 1 月第 1 版)，頁 782~790。

[11] 任紅旗：〈利尿劑在慢性腎臟疾病 5 期和終末期腎病患者中的應用〉，《中國血液淨化》，2005 年 5 月第 4 卷第 5 期，頁 270~273。

[12] 陶建瓴、李學旺：〈慢性腎病脂質異常的治療及意義〉，《中國實用內科雜誌》，2010 年 10 月第 30 卷第 10 期，頁 872~874。

[13] 繼續醫學教育：〈NKF-K/DOQI 慢性腎病血脂異常管理的臨床實踐指南〉，《中國血液淨化》，2007 年，6(11)，頁 625~632。

[14] 袁偉傑：〈關注脂代謝紊亂對延緩慢性腎臟疾病進展有益〉，《中國血液淨化》，2010 年 6 月第 9 卷第 6 期，頁 291~293。

[15] 黃春林：〈降血脂及抗動脈粥樣硬化藥〉，黃春林，朱曉新主編，《中藥藥理與臨床手冊》(北京：人民衛生出版社，2006 年 12 月第 1 版)，頁 320~321。

[16] 辛勤、關紅焱：〈凝血功能及全血黏度在糖尿病併發症中的診斷價值〉，《中外醫學研究》，2011 年，9(31)，頁 30~31。

[17] 林鈞、鄧躍毅：〈慢性腎病各期 ET、TXA_2、PGI_2 的臨床觀察及與血瘀證關係的探討〉，《中國中西醫結合腎病雜誌》，2012 年，13(7)，頁 615~617。

[18] 錢春、郭宏敏：〈中醫藥治療糖尿病血瘀證研究進展〉，《實用中醫內科雜誌》，2009 年第 23 卷第 2 期，頁 24~25。

第二部

常見慢性腎病的治療與中醫調養

一、慢性腎炎

慢性腎炎（Chronic Glomerulonephritis）是慢性腎小球腎炎的簡稱。它是由多種病因引起的一組漸進性、免疫性炎症性、原發性腎小球疾病。

凡尿液改變，如蛋白尿、血尿、管型尿，或伴有水腫、高血壓，無論有無腎功能損害，排除其他慢性腎臟疾病及繼發性腎炎後，即可考慮為慢性腎炎。慢性腎炎發病以兒童或青年居多。

病因

慢性腎炎其病因尚不明確，其病理變化通常認為與免疫介導有關。腎小球血液動力學改變、腎小球繫膜基質增生、腎內動脈硬化以及脂代謝紊亂等都是慢性腎小球硬化的重要機制。

慢性腎炎一般情況下病情比較穩定，有時患者並不察覺，直到一些情況下，如勞累、感冒後才表現出水腫、蛋白尿等腎炎症狀。

表 2.1　慢性腎炎加重的常見原因

過度勞累	重體力勞動和劇烈運動等
各種感染	細菌或病毒感染，如上呼吸道感染、尿路感染等
使用腎毒性藥物	部分抗生素、止痛藥等
應急、創傷及手術等	急性消化道大出血、嚴重腹瀉、嚴重低血壓、嚴重創傷及重大手術等
妊娠	有可能使病情加重甚至惡化
用藥不當	特別是正在服用的激素突然停藥或不恰當的減藥
併發症	如高血壓、高尿酸及高血脂等沒有及時治療和控制
其他	飲食不當，如長期過量進食高蛋白飲食等；水電解質紊亂、酸鹼平衡失調等

診斷

慢性腎炎起病方式多種多樣，有的早期沒有任何症狀，僅僅在體檢時發現蛋白尿、血尿等；有的以水腫為首發症狀，也有以高血壓、乏力、腰酸痛、多尿、夜尿等為首發症狀。

慢性腎炎病程長短不一，長者可遷延數十年，腎功能仍保持良好，這種情況屬隱匿性腎炎。隱匿性腎炎一般無浮腫，亦無高血壓，腎功能良好，少數可呈緩慢進行性變化。大多數慢性腎炎有不同程度的蛋白尿、血尿、水腫或高血壓。

慢性腎炎因抵抗力下降而經常併發感冒、尿路感染等；此外，腎病患者也常因長期的飲食中蛋白質的限制導致貧血等。

表 2.2　慢性腎炎實驗與病理檢查的特點

類別	特點
實驗檢查	早期患者，可出現不同程度的蛋白尿，或血尿；腎功能通常正常；腎超聲波檢查通常無特殊病變。後期則可出現貧血、腎功能異常等；雙腎超聲波檢查可見不同程度的腎萎縮
病理檢查	可分別不同病理類型的腎臟病變。如：隱匿性腎炎的病理類型可能出現薄基底膜腎病、局限性腎小球硬化症；彌漫性增生性腎炎伴局灶性新月體形成等腎炎的部分患者

由於有些慢性腎病的臨床表現與病理表現並不一致，有的雖然臨床表現輕，但病理表現卻比較嚴重。因此，對於隱匿性腎炎若有條件也可考慮早期做腎活檢，不但是明確診斷的重要方法，而且還可判明病理類型和預後。

鑒別

慢性腎炎通常需要與慢性腎盂腎炎、遺傳性腎炎及一些繼發性腎病相鑒別。以下為三者的臨床特點。

慢性腎盂腎炎：過往有尿路感染病史，蛋白尿較少，有明確的腎小管功能損傷表現

遺傳性腎炎：除了蛋白尿、血尿等特點之外，還出現神經性耳聾和視力障礙，有明確的家族史

繼發性腎病：高血壓性腎損害、狼瘡性腎炎、乙型肝炎病毒相關性腎炎、過敏性紫癜性腎炎、糖尿病腎病、痛風性腎病及多發性骨髓瘤腎損害等

西醫治療

一般根據腎病理檢查結果給予相應的治療，但普遍情況下都需要配合如下措施：

- **飲食治療**：適當控制飲食蛋白，同時避免使用腎毒性藥物
- **對症治療**：有水腫則給予利尿治療，並積極控制高血壓、應用抗凝及血小板解聚藥，對有高脂血症、高尿酸血症者應給予積極對症治療等
- **應用抑制劑及拮抗劑**：蛋白量不多的情況下通常使用血管轉換酶抑制劑（ACEI）及血管緊張素II受體拮抗劑（ARB）治療
- **激素治療**：倘蛋白量多，如24小時尿蛋白達到2克以上，尤其達到腎病綜合症的標準，而腎體積正常，腎病理屬於輕度繫膜增生型腎小球腎炎、輕微病變型等病理輕度病變者，而腎功能正常或僅輕度受損者，在無禁忌症的情況下，可考慮給予激素，或配合免疫治療

對隱匿性腎炎主要是對症處理，通常給以 ACEI 或 ARB 類藥物，或考慮使用中藥治療，這種情況一般不使用激素或免疫抑制劑。治療過程中，需定期檢查小便常規、腎功能等。

中醫治療

臨床上如果以蛋白尿為主要表現，一般按尿濁辨證治療；以血尿為主者按尿血進行辨證治療；如果以水腫為主要表現，通常根據水腫病進行辨證治療。常用治法有健脾補腎法、清熱利濕法、益氣活血法等。

1. 辨證治療

a. 張琪診治經驗

作者導師張琪教授是著名的國醫大師，應用中醫藥治療慢性腎病數十年，積累了豐富的經驗。導師認為脾腎虛弱是慢性腎病的病理基礎，水濕、濕熱、瘀血是慢性腎病的主要病理，虛實寒熱夾雜是慢性腎病的病理特徵。在治療方面，可分為幾種情況：

- 一是水腫與蛋白尿並存，但水腫表現為重，應先消水腫，往往隨着水腫的消失而蛋白尿亦消失
- 二是水腫與蛋白尿並存，但水腫輕，以蛋白尿表現為主者，以治蛋白尿為主，同時兼治水腫

- 三是無水腫，或經治後水腫消失而蛋白尿不癒者，應以治療蛋白尿為主

b. 朱良春診治經驗

國醫大師朱良春教授對慢性腎炎的治療獨有見解及發揮。朱老認為慢性腎炎致病因素比較複雜，脾腎兩虛是發病的內在因素，風、寒、濕、熱為其誘因，而臟腑、氣血、三焦氣化功能失調乃是構成本病的病理基礎，治療大法當標本兼顧。

朱老治療慢性腎炎的主要經驗如下：

- **腎虛為本，濕熱為標，治宜益腎清利**

朱老認為對於腎炎單循溫補脾腎之常法為治，雖病癒者不少，但仍有部分病例之水腫難以消退，蛋白尿纏稽難除，病情反覆，並易於感冒。究其根由，乃正虛而邪氣未去，內濕外濕相合，留戀氣分，瀰漫三焦，鬱而化熱，加之腎氣虧虛，使病情纏綿不癒。故治當在補益脾腎之劑中，加入清利濕熱之品，如白花蛇舌草、六月雪、菝契、漏蘆、薺菜花、薏仁、石葦、龍葵等，可提高療效。

- **腎精不固，邪毒久羈，通補開合為法**

朱老認為濕熱內蘊，腎氣不固，精氣外泄，克出現蛋白尿。對於這類患者，如果單補不瀉，則越補越滯，邪不得去，正不得安；單瀉不補，則越瀉越虛，正氣不固，邪氣羈留。故擬方固澀利水並用，使補中寓瀉，瀉中寓補，而成通補開合之劑。臨證常用益智仁、金櫻子、芡實、烏梅炭、五味子，配合六月雪、菝契、

玉米鬚、土茯苓、車前草等清利之品。

- **久病多虛，氣虛血滯，必須益氣化瘀**

朱老認為病久腎氣虧虛兼血瘀之證，呈面色晦滯，腰疼如折，舌色紫紺，且水腫長期頑固不消，治療必須在溫腎健脾之中，參入益氣化瘀之品，方可獲效。對此，朱老擬方“益氣化瘀補腎湯”治療。藥用：生黃芪 30 克，全當歸、川芎、紅花各 10 克，淫羊藿 15 克，川斷、懷牛膝各 10 克，石葦 15 克，益母草 90～120 克（煎湯代水煎藥）。臨床可根據辨證加減。[1]

2. 辨病治療

消除蛋白尿，可選用黃芪、昆明山海棠片，用於慢性腎炎。但昆明山海棠有一定毒性，腎功能不全者不宜。[2]

防止腎間質纖維化可用藥物如田七；改善血液高凝狀態及血液動力學可用藥，如田七、丹蔘、蒲黃、菟絲子、水蛭等。

預防與調養

慢性腎炎在治療過程中需要良好的調理，包括適當休息，避免過勞過逸。

蛋白質等營養成分的攝入必須均衡合理，蛋白質一般控制在每日每公斤體重 1 克以內。適量飲水、限鹽、補充維他命、充足的碳水化合物等。

對於平時易感冒或併發慢性鼻炎等，或體質偏氣虛者可以給予中藥玉屏風散等以加強正氣，提高抵抗力。

如有併發症要及時治療，例如併發咽喉炎的患者要及時處理咽喉疾病，用藥時應該注意不要過於苦寒，也不可長期使用，以免過於苦寒傷及正氣。

預後與隨診

慢性腎炎的預後與其病理相關，如果屬於輕微病變型者，其預後一般較好；如果病理類型屬於膜增殖性腎炎或發病時已有腎功能損害，或對藥物治療不敏感，或併發高血壓等，往往預後欠佳。

隱匿性腎炎預後一般良好，起病後 5 年內，半數以上有機會緩解，對伴以顯著蛋白尿者，則預後不容樂觀。即使患者病情穩定亦需定期到專科隨診，檢查尿常規、腎功能等指標。

二、原發性腎病綜合症

腎病綜合症用來概括因多種腎病理損害所致的嚴重蛋白尿及其相應的一組臨床表現。它不是一種獨立的病，而是具備這些特徵的一組臨床症候羣。其臨床特點是大量蛋白尿、低蛋白血症、伴有高脂血症和高度浮腫。

腎病綜合症分為原發性腎病綜合症和繼發性腎病綜合症，三分之二的成人患者和大部分兒童的腎病綜合症均為原發性。

病因

原發性腎病綜合症（Primary Nephrotic Syndrome, PNS）是常見的慢性疾病，目前對其病因、發病機制尚未能完全闡明，但認為其致病因素包括免疫、環境、遺傳等，其中免疫因素是主要的致病因素。免疫因素包括體液免疫、細胞免疫、腎臟固有細胞參與的免疫因素是原發性腎病綜合症的致病機制。

臨床中還常見頻繁復發，存在激素依賴、激素抵抗等難題。

診斷

有的患者發病或有上呼吸道感染病史，平時可有水腫等病史。大量蛋白尿和嚴重低蛋白血症是腎病綜合症診斷的必備條件。大量蛋白尿是指 24 小時尿蛋白大於 3.5 克；嚴重低白蛋白血症是指血清白蛋白低於 30g/L 。患者可能有高血脂等。

原發性腎病綜合症明確診斷後，臨床還要特別注意其併發症，包括在治療過程中出現的併發症。

表 2.3　原發性腎病綜合症常見的併發症

併發症	臨床表現
血容量下降	嚴重的血容量下降，呈少尿、尿鈉減少。或見血流量不足的表現，如四肢厥冷、靜脈充盈不佳、體位性血壓下降、脈壓小及血液濃縮等症
營養不良	消瘦、易感冒，低蛋白血症
血液高凝狀態及血栓形成	深靜脈甚至腎靜脈主幹血栓形成
急性腎衰	常因感染、血栓、藥物等因素誘發
藥物引起的副作用	如使用激素引起上消化道出血、低鈣等
感染	與長期使用免疫抑制劑，導致免疫功能下降有關。包括呼吸道、泌尿道及皮膚等細菌或病毒感染等。
高脂血症及其引發問題	血脂升高，加重心血管疾病

實驗檢查

尿液檢查主要是檢查蛋白尿等項目；血液檢查則為血清白蛋白、血脂、血黏度檢查等；超聲波檢查雙腎及腎靜脈、深靜脈等。

腎病綜合症診斷後，必須排除繼發性病因和遺傳性疾病，才能診斷為原發性腎病綜合症。

原發性腎病綜合症一般需要及時進行腎穿刺病理活檢獲得病理診斷。原發性腎病綜合症常見的病理類型有微小病變型腎病、繫膜增生性腎小球腎炎、繫膜毛細血管性腎小球腎炎、膜性腎病及局灶性節段性腎小球硬化等。

鑒別

原發性腎病綜合症需與繼發性腎病綜合症相鑒別。有病因可尋的腎病綜合症通常稱為繼發性腎病綜合症。

表 2.4　常見繼發性腎病綜合症

常見繼發性腎病綜合症
糖尿病性腎病
狼瘡性腎炎
腎澱粉樣變性
惡性腫瘤，如乳腺癌、肺癌、胃癌、結腸癌和淋巴增生性疾病常可發生腎病綜合症
紫癜性腎炎
金黴胺、青黴胺、非甾體抗炎等藥物引起的腎病綜合症

老年腎病綜合症需要密切排除繼發因素，如惡性腫瘤性腎損害、糖尿病腎病、腎澱粉樣病變性等。

西醫治療

對症利尿

如果水腫明顯，可口服速尿、雙氫克尿塞、安體舒通等藥，必要時可靜脈注射利尿藥。極為嚴重的水腫，有時需要臨時進行血液透析（單純濾過）等。

對於嚴重低蛋白血症者，可輸血漿和白蛋白以提高血清蛋白，減輕水腫，但大量輸注白蛋白會加重腎損害，因此臨床上應儘量少用。

腎病綜合症患者在下列情況下，可考慮使用血清白蛋白：第一，曾使用大量的利尿藥而利尿效果不好；第二，使用利尿藥後出現低血容量；第三，參考血清蛋白，如低於 20g/L 。否則，不主張使用，以免加重腎臟損害，且浪費藥物資源。

腎病綜合症如出現血脂升高、血黏度升高等併發症，也需要及時分別進行降脂、改善血黏度等對症治療。

免疫療法

原發性腎病綜合症應用激素治療，其療效與病理類型有關。

病理類型為輕度繫膜增殖性腎炎和早期膜性腎病的患者，激素治療可有明顯療效；而對膜增殖型及局灶節段硬化型激素，治療效果較差或無效。

使用激素治療前一般主張進行腎穿刺病理活檢，但也有先行激素治療，而後根據情況，必要時再進行腎穿刺病理活檢，並根據病理類型再調整藥物。

一般激素使用方法分三個階段：

第一階段為**治療劑量階段**，每日按照 1mg/kg 體重，早晨 1 次頓服，一般用 6~12 週，有效後逐漸減量；部分患者雖然使用激素治療但病情仍不能緩解者，需要及時進行腎穿刺病理活檢以明確病理類型。

第二階段為**減量階段**，一般每 1~2 週減 5mg，減到每日 20~30mg 時減量速度更要緩慢，因為在此階段病情易復發，若復發時可加細胞毒性藥物。

第三階段為**維持階段**，病情穩定後，用小劑量每日 5mg~10mg 維持。

有些患者雖在首次治療獲完全緩解，但短期內，如 6 個月以內復發，甚或藥量減至一定程度即復發，則為激素依賴型，可重新使用激素治療，並待激素按上述常規減量至維持劑量持續治療時，可持續服藥 12~18 個月。在不同的階段配合中藥治療以減少復發情況。

如果患者肝功能不好，可用相同劑量的強的松龍（prednisolone）代替強的松（prednisone），因強的松需在肝內代謝後轉變為強的松龍發揮作用。

對激素無效或出現毒副作用時，可改用免疫抑制劑治療，如環磷醯胺、驍悉等。

圖 2.1　原發性腎病綜合症激素（類固醇）治療示意圖

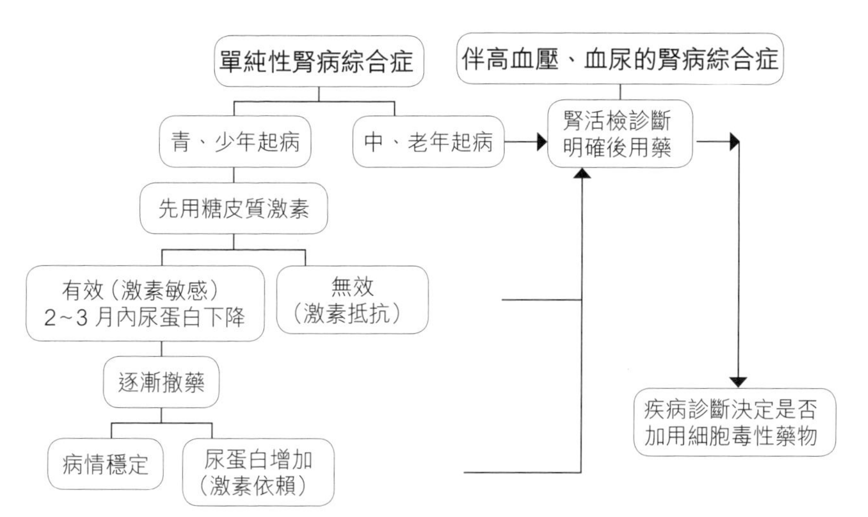

中醫治療

水腫以脾腎虧虛為本，風邪、濕熱、水濕、血瘀為標，常為飲食不慎或勞倦過度所傷。病機則主要是影響肺、脾、腎及三焦的氣化功能，導致水液運行失調，產生水腫。

1. 辨證治療

如果沒有明顯水腫，只表現為小便渾濁或小便泡沫多，臨床多診斷為尿濁，多見於腎氣虧虛、腎關不固、精微下泄造成尿濁；或濕熱等證。

原發性腎病綜合症一般需要進行腎穿刺病理活檢後，決定是否及如何採用激素治療。在病情發展過程中，在水腫與蛋白尿的輕重進行辨證論治。常見類型參考如下：

- **脾腎虧虛型**

【主症】倦怠乏力、納呆、腰酸腿軟、尿濁多泡。舌淡苔白，脈沉細

【治法】健脾補腎

【方藥】參芪地黃湯加減治療

此時一般尿蛋白量較多，精微外瀉，可在上述方藥的基礎上加固澀藥，如芡實、蓮鬚、金櫻子；對於氣虛明顯者可加大劑量的黃芪。

- **陰虛濕熱型**

【主症】周身乏力、倦怠、口乾舌燥、口苦、大便不爽、小便黃赤。舌淡紅，或舌尖赤，苔黃膩

【治法】益氣養陰，清熱利濕

【方藥】蓮子清心飲加減

導師張琪教授常用此法治療氣陰兩虛，濕熱留戀所致的大量蛋白尿、低蛋白血症患者。常用處方：黃芪 30 克，黨參 20 克，石蓮子 15 克，地骨皮 15 克，柴胡 15 克，黃芩 15 克，茯苓 15 克，麥冬 15 克，車前子 15 克，白花蛇舌草 30 克，益母草 30 克，甘草 5 克

- 濕濁瘀阻型

【主症】 慢性腎病大量蛋白尿，或慢性腎病長期不癒出現瘀血，表現為舌暗，血漿纖維蛋白元定量升高，嚴重者可出現靜脈血栓形成

【治法】 活血化瘀、利濕化濁治療。在活血方面，可根據引起瘀血的病機不同，如氣虛、氣滯、濕濁等，分別採用益氣活血、行氣活血、化濕活血等法

【方藥】 五苓散合桃紅四物湯加減

或可在辨證用藥的基礎上加活血化瘀藥，如丹參、益母草、桃仁、紅花、當歸、川芎、赤芍等。

名家經驗

杜雨茂教授對於蛋白尿有獨特看法，[3] 他認為蛋白尿有以下四個重點：

- **腎元虧虛，調補陰陽**：臨床觀察腎虛以陰虛多見，能否恰當補腎是治療蛋白尿的關鍵。腎陰虛者，用二至丸加生地、山茱、懷牛膝；腎陽虛者在補腎陰的基礎上酌加溫腎陽之品，如

附子、桂枝、桑寄生、鹿銜草等。

- **截留止澀，固攝精微**：補腎基礎上加金櫻子、芡實、沙苑蒺藜、五味子等固澀精微之藥。

- **土封腎藏，補脾強關**：腎者主蟄，封藏之本，精之處也。四君子湯加黃芪 30~120 克。

- **逐濕熱瘀血，以祛邪安正**：腎病日久不癒，常夾有水濕、邪熱、瘀血等病邪，此類病邪又影響到脾腎，使精微物質失於固密而外流，蛋白尿加重。治療上對於夾有瘀血者可選加益母草、丹皮、紅花、澤蘭等；有濕熱者，加金錢草、石葦、土茯苓、半邊蓮、魚腥草等。

2. 辨病治療

一般情況下，微小病變型腎病綜合症對激素治療比較敏感，但易復發，有的可能屬激素依賴。在停用激素後加強益氣固表，如使用玉屏風散治療。

由於膜性腎病臨床上常常併發血液高凝狀態，甚至出現血栓形成，因此處方用藥時強調活血化瘀治療，如在辨證的基礎上加用丹參、三七、蒲黃、菟絲子、水蛭等。

由於原發性腎病綜合症是一免疫性疾病，對於水腫小腿，蛋白尿明顯者，可在辨證的基礎上參考選用一些具有腎上腺皮質激素樣作用的中藥。如山茱萸、蛇床子、當歸、苦參、黃芩、穿心蓮、雷公藤、昆明山海棠等中藥具有免疫抑制劑作用，可抑制體液和（或）細胞介導的免疫反應使病變減輕。

中藥女貞子、枸杞子、菟絲子、補骨脂、地黃、山茱萸、冬蟲夏草、芡實、黃精、淫羊藿等補腎藥物，可促進受損腎組織康復。[4]

預防與調養

原發性腎病綜合症病情未控制時，由於大量蛋白從尿中排出，導致血清白蛋白低，應在短期內適量增加飲食中的蛋白質，但如有氮質血症者應限制。

一般飲食蛋白攝入量為每日每千克體重 1.0 克。如尿蛋白多而腎功能正常，飲食蛋白攝入量可增加至每日每千克體重 1.5 克。水腫、高血壓患者應限制鈉鹽，水腫嚴重時應限制飲水量。

平時適寒溫、慎起居，注意休息，進行適量運動而避免過分劇烈，保證有充足的睡眠。

如患者長期服用激素，免疫力下降，易於併發呼吸道感染，或對於體弱易感冒者，可選用玉屏風散以增強抵抗力。

如有經常咽炎、扁桃體炎則應及時治療。

表 2.5　使用激素治療時要注意的問題

嚴格適應症	必須嚴格按照適應症，並且排除了禁忌症之後才可使用
保護胃黏膜	必須配合使用胃黏膜保護藥物，如胃舒平，必要時需使用製酸劑，如洛賽克等
防止骨壞死	如長期使用，必須留意股骨頭情況，避免用藥期間出現股骨頭無菌性壞死等嚴重併發症，年齡較大者必須配合使用鈣片等
配合中醫藥	中藥配合使用丹參、三七等以改善血液高凝狀態，如表現為燥熱之證，宜配合中藥清熱解毒之品
及時調整	用藥過程中須要定期檢查尿常規、尿蛋白定量等，如效果不明顯或出現比較嚴重副作用應該考慮減藥或停藥，或加用其他藥物

預後與隨診

預後

原發性腎病綜合症的預後與腎病理類型關係密切，是否得到合理治療，病情會有很大的差異。

如微小病變型對激素敏感，一般腎功能正常者預後較好。局灶性節段性腎小球硬化性腎小球腎炎、膜性腎病、膜增生性腎炎等腎功能進展狀況則不同。

感染是小兒原發性腎病綜合症復發的主要因素。激素劑量不足、療程太短，不合理飲食及疲勞都是致原發性腎病綜合症復發的原因。

表 2.6 原發性腎病綜合症的預後相關因素

相關因素	預後
病理	微小病變型、部分輕度繫膜增生性腎炎和部分膜性腎病，大部分可獲得臨床好轉；中、重度繫膜增生和膜增殖性腎炎、局灶性節段性腎小球硬化療效較差，預後不良，而膜性腎病病情進展緩慢
對激素的反應	一開始就對皮質激素治療反應不良，預示治療困難，預後不良
血尿與蛋白尿	血尿不明顯，病理上多為微小病變病型或輕度繫膜增殖性腎炎，預後較好。長期大量尿蛋白者預後不佳
高血壓	高血壓者腎功能衰竭出現較早，預後較差
血脂、血黏度	高血脂可促進腎小球的硬化、血栓栓塞等併發症，其預後不佳
治療時期	成人腎病綜合症起病後半年以上未得合理治療者預後差。因此，早確診、早治療，預後相對較好

隨診

腎病綜合症是慢性病，常有復發傾向。因此，即使病情穩定也應該定期隨診。隨診過程需要注意檢查尿常規等指標，並注意防治併發症。

所服藥物需要按規範進行調整，不可隨意加藥或減藥。合理配合中醫治療對改善整體預後及減少激素等藥物的副作用等有一定的幫助。

醫案 參芪地黃湯和升陽益胃湯加減治療膜性腎病[5]

患者女性，49 歲。2009 年 1 月 19 日首診。患者於 2008 年 9 月因出現雙下肢水腫而進行尿常規檢查，發現有尿蛋白。查血清白蛋白下降。24 小時尿蛋白定量為 2.41g。2008 年 10 月腎穿病理檢查顯示有膜性腎病，給予 ACEI 類等藥。2009 年 1 月復查 24 小時尿蛋白定量進一步升高，達 5.57g，血清白蛋白 30g/L。西醫要求給予類固醇激素治療，患者不同意，遂轉診中醫。證見倦怠乏力，腳有麻木感，雙眼瞼及雙下肢凹陷性浮腫，腰酸，舌淡暗，苔薄黃，脈沉細。

【治療經過】證屬脾腎虧虛，水濕瘀阻，治以健脾補腎，活血利水。先後給予自擬方、參芪地黃湯等合和升陽益胃湯加減。至 2009 年 9 月 14 日復查 24 小時尿蛋白 0.475g，血清白蛋白 36g/L。2010 年 1 月後尿蛋白持續陰性，改每週服中藥 2~3 劑。2010 年 7 月 23 日復診無水腫，尿蛋白一直持陰性，腎功能正常。

【評述】本例腎穿刺病理活檢顯示為膜性腎病，膜性腎病出現大量蛋白尿，通常需要考慮使用激素治療，但是由於患者不同意使用激素治療，於是轉診中醫，這也是香港地區部分腎病患者求診中醫的常見原因。求診之初患者提出了許多問題，其中包括中醫能否治療腎臟病，服用中藥是否加重腎病造成腎功能下降等問題。

本例病機為腎氣虧虛、腎關不固則可導致蛋白等精微物質下泄而產生小便渾濁、見泡沫多，則屬尿濁。而脾氣虛弱，脾不升清；或濕熱內蘊，濕熱之邪也可傷及於腎造成蛋白尿。同時，大量蛋白尿等也造成精氣更虧，脾腎虧虛更甚。

因此中醫治療主要在於調治脾腎。經治療，患者水腫消失，尿濁減輕，尿蛋白轉陰，病情獲得改善，雖膜性腎病本身有一定的自然緩解傾向，然而中醫通過扶其正氣，改善患者全身狀態來促進疾病本身的自癒亦是可能。

三、IgA 腎病

原發性 IgA 腎病（IgA Nephropathy）是一種免疫複合物介導的腎小球腎炎，以腎小球繫膜 IgA 沉積為主要特徵。IgA 腎病是最常見的原發性腎小球疾病，它是各年齡階段終末期腎病的重要病因。本病以青年人多見。

病因

IgA 腎病的發病機制尚未完全清楚，比較一致的認識是 IgA 腎病是一種免疫複合物引起的腎小球疾病。細胞因子、炎症介質、血液動力學異常、遺傳因素及腎小球內凝血與纖溶障礙等，在 IgA 腎病發病與進展過程中均起了重要作用。

診斷

一般情況下，IgA 腎病無明顯的全身症狀，有的則可出現輕度全身不適、腰痛，個別會出現尿頻不適等。有的患者平時有不同程度的、反覆發作的蛋白尿、血尿等病史，有時伴有高血壓、腎功能受損等。

尿常規檢查是早發現 IgA 型慢性腎病的最有效方法。IgA 腎病是具有共同免疫病理特徵的一類疾病。凡在腎小球繫膜區有明顯的顆粒狀 IgA 沉積，繫膜細胞和繫膜基質增生，繫膜區擴大，並排除了其他繼發性的 IgA 沉積的疾病，如紫癜性腎炎、狼瘡性腎炎、乙肝相關性腎炎、酒精性肝臟疾病時，才可歸入 IgA 腎病的範圍，故本病的確診主要靠腎活檢。

病情活動的判斷

IgA 腎病病情活動一般可以從臨床與病理檢查獲得判斷。

臨床指標，如進行性加重的血尿、血壓升高以及短期內腎功能減退。病理活動指標，如繫膜細胞增生；毛細血管內增生、細胞性新月體；毛細血管袢纖維素樣壞死；間質炎性細胞浸潤、水腫及足細胞脫落、缺失等。

鑒別

原發性 IgA 腎病須與薄基底膜腎病鑒別，後者常為持續性鏡下血尿，常有陽性血尿家族史，腎臟免疫病理顯示 IgA 陰性，電鏡下彌漫性腎小球基底膜變薄。兩者一般不難鑒別。

另外，也須鑒別繼發性 IgA 沉積為主的腎小球病，如過敏性紫癜腎炎、慢性酒精性肝硬化等。

西醫治療

1. 少量蛋白尿

24 小時尿蛋白定量小於 0.5g，腎小球濾過率大於 60ml/min 者，一般不需要進行激素治療，卻需要長期隨診，定期檢測尿常規、腎功能等。

24 小時尿蛋白大於 0.5g 時，需要加用 ACEI 類藥物。24 小時尿蛋白定量小於 1g 或單純血尿、腎功能正常，這類患者病理改變多為輕度繫膜增生或微小病變，但不一定都是良性過程，應當長期觀察。應儘量避免勞累、預防感冒和避免使用腎毒性藥物。積極去除血尿誘因，如反覆發作性扁桃體炎、膽囊炎、鼻竇炎、慢性腸炎等。

是否使用激素和免疫抑制治療，取決於腎臟的病理活動情況，如繫膜細胞增生，且間質多灶性淋巴細胞或單核細胞浸潤等，可給予中小劑量激素治療。

2. 中量蛋白尿

24 小時尿蛋白在 1~3.5g，病理類型屬中等度者，一般主張給予強的松每日每千克體重 0.5g，隔日給藥，治療 6 個月，並在治療第 1、3、5 月初可每日給予甲基強的松龍 1g 衝擊 3 天。這樣或可以減少蛋白尿、保護腎功能。

如果血肌酐正常，或輕度升高，如血肌酐小於 177μmol/L 者，一般主張給予強的松每日每千克體重 0.4～1mg，具體劑量根據尿蛋白定量及腎病理活動程度決定。

對於慢性腎功能不全，血肌酐在 133～250μmol/L，病理以活動性病變為主者，一般主張強的松每日 40mg 口服，並在 2 年內減至 10mg。環磷醯胺每日每千克體重 1.5mg 治療 3 個月，然後給予硫唑嘌呤治療至少 2 年。

如果腎病理損害 Lee 氏分級大於或等於 III 級，伴有活動性病變者可選擇性合用免疫抑制劑，如驍悉。在合用驍悉時，激素可以減量，避免誘發或加重感染。

3. 大量蛋白尿

24 小時尿蛋白大於 3.5g，而腎功能正常，病理類型表現為輕微病變或輕度繫膜增生性腎炎者，一般主張給予激素起始劑量每日每千克體重 1mg，使用 8～12 週，逐漸減量，每 1～2 週減 5mg，共治療 6 個月，也有主張總療程達 2 年，如療效不佳可以加用細胞毒藥物。

病理表現為重度繫膜增生性腎炎，或局灶性節段性腎小球硬化，或繫膜毛細血管性腎炎者，一般主張用激素加細胞毒藥物聯合治療。

IgA 腎病伴腎衰竭時，特別是新近出現的 IgA 腎病腎衰竭者，在除去一些常見的可逆因素外，則考慮為病情活動的可能，必須根據臨床表現和實驗指標進行分析。

對於表現為腎功能快速進展的 IgA 腎病，在排除禁忌情況下可考慮重複腎活檢，以了解有無新出現的新月體腎炎，同時還可以與急性腎小管壞死相鑒別。如新出現了大量細胞型新月體，一般情況下還需要應用激素聯合免疫抑制劑。

對於血肌酐大於 250μmol/L，腎小球濾過率小於每分鐘 50ml 者，一般認為須慎重選用激素和免疫抑制劑。

中醫治療

IgA 腎病臨床表現可能以血尿為主，也可能以蛋白尿為主。以血尿為主的屬中醫的“尿血”範疇；以蛋白尿為主的屬中醫的“尿濁”範疇；如果水腫嚴重則屬中醫“水腫”範疇；如果出現了腎衰竭，則可歸入“腎勞”等病範疇。

1. 辨證治療

臨床上以血尿為主可能有濕熱、腎虛濕熱、陰虛濕熱、氣虛等不同，可分別採取清熱利濕、補腎清熱利濕、滋陰清熱利濕、益氣固澀止血等法。對於尿蛋白為主的則以補腎固澀為主。

常用藥物如山茱萸、菟絲子、仙鶴草、黃芪、七葉一枝花、玉米鬚、炒白朮、小薊、三七、赤芍、丹皮等。

對於經常發生的咽喉炎症，中醫可以予以辨證治療，通常重視清熱解毒利咽，或者養陰清熱利咽治療。

2. 辨病治療

- 防治感染

對於併發上呼吸道感染者，可治以清熱解毒利咽、疏風解表兼以涼血止血等法；對於伴有腸道感染者，則應健脾化濕兼以利水通淋祛邪。平時病情穩定則可以採用扶正的辦法提高體質，如對於氣虛者給予人參、黃芪等益氣固表，枸杞子、胡桃肉、冬蟲夏草等補腎填精。

- 調節免疫

雷公藤、人參、冬蟲夏草、黃芪等對促進正常人體免疫功能、清除免疫複合物、修復正常組織等有一定的幫助，可斟酌使用。

- 防止腎纖維化

對於慢性期以瘀血表現明顯者，則以祛瘀止血為主要治法，適當使用活血化瘀藥對預防腎纖維化有一定的幫助。

預防與調養

一般主張清淡飲食，避免刺激性強如煎炸、燒烤、火鍋等熱氣食品，避免進食咖喱、大量辣椒等食物，尤其是咽喉紅腫發炎時更不能進食。

食後及時漱口以免咽部留有細菌培養基，晨起及時漱口，可用淡鹽水或淡茶漱口；避免進食零食，偶爾進食了，也要及時漱口。及時治療口腔疾病，包括蛀牙等治療。

避免進食過多脂肪量高的食物、動物內臟等，以免出現或加重血脂升高、尿酸升高等。

進行適當運動以增強體質，同時要避免過量運動、勞累以免加重病情。注意預防感冒，天氣變化或流感季節時避免到公共場所，必要時佩戴口罩。

IgA 腎病常伴有扁桃體發炎腫大，積極治療扁桃體炎可改善 IgA 腎病病情。對反覆發生扁桃體感染腫大，並已經成為慢性病灶而誘發或加重血尿、蛋白尿者，可考慮進行扁桃體摘除手術。亦可先考慮其他治法，如中藥療法，一般給予養陰利咽或清熱利咽等藥物治療，可改善病情。筆者常用清熱養陰利咽方治療，有一定的效果。

清熱養陰利咽方

【處方】 生地、金銀花、崗梅根、麥冬各 15 克，玄參、牛蒡子、蘆根各 12 克，桔梗、蟬衣、烏梅各 6 克

【用法】 水煎服。用於經常咽喉不適、扁桃體腫大。舌紅，苔黃者。對於腸胃不適、納呆便溏者不宜

預後與隨診

IgA 腎病是慢性腎衰竭的重要原因，發病時血肌酐已升高，嚴重蛋白尿，腎病理出現廣泛、節段性腎小球硬化或顯著小管間質損傷等，均強烈提示預後不良。男性患者、起病年齡大於 40 歲及伴有中度高血壓者亦提示預後不良。

很多 IgA 腎病是在體檢發現蛋白尿或血尿時，或因感冒後出現血尿進行進一步檢查而發現的。IgA 腎病常由於感冒或咽炎而誘發或加重，平時應注意提高體質、預防感冒；隨診中要特別注意咽部檢查及時治療咽喉部疾患，注意定期檢查尿常規及腎功能等。

醫案 滋腎養陰化濕法治療 IgA 腎病

患者女性，38 歲。2012 年 2 月 24 日首診。過往婦科問題就診於伊利沙伯醫院中醫，2011 年 6 月小產後檢查發現蛋白尿。2012 年 12 月腎穿檢查顯示：IgA 腎病，局灶增生性硬化腎小球腎炎。長期服用 losartan 5mg。那段時間未有避孕，但未能懷孕，因求嗣及治療腎病，故轉診中醫。平時尿見泡沫，腰酸。舌淡暗，苔薄黃，脈沉細。查尿蛋白為 ++。

【診斷】尿濁

【辨證】腎陰虧虛，濕瘀內阻

【治法】滋腎養陰，化濕，活血

【處方】製山茱萸 15 克，茯苓 10 克，白芍 10 克，熟地黃 12 克，墨旱蓮 10 克，女貞子 10 克，丹參 20 克，青風藤 10 克，蓮鬚 6 克，黃耆 15 克，杜仲 12 克，蛇床子 10 克，製巴戟 10 克。每日 1 劑

【飲食調護】清淡低鹽飲食，避免煎炸熱氣食物。注意休息，勿過勞

【治療經過】患者服藥後腰酸減輕，一般情況良好，蛋白量逐漸減少，有時為陰虛。血壓穩定。每日 1 劑，於 2013 年 2 月 7 日，檢查妊娠反應陽性。懷孕後停服所有中、西藥。停藥後 24 小時尿蛋白增加至 1 克以上，於是再就診中醫，仍治以補腎養陰，化濕，2 週後檢查 24 小時尿蛋白定量在 0.6 克。

孕 35 週，檢查 24 小時尿蛋白 0.78 克，因臨生產，血壓穩定，仍囑全部停服中藥，生產前檢查 24 小時尿蛋白 1.2 克。

2013 年 10 月 4 日，生產後 3 週復診，小孩健康，已恢復服用降壓藥，但蛋白下降不明顯，惡露未盡，前來復診，治以補腎活血，益氣養陰，方用生化湯合六味地黃湯隨症加減。於 2014 年 6 月 23 日，查 24 小時尿蛋白定量為 0.5g。2015 年 2 月 6 日隨診，病情穩定，月經正常。納食好，大便調，小便少許泡沫。舌淡紅，苔薄黃，脈細，咽稍紅。血壓正常，繼續觀察治療。

【評述】患者為 IgA 腎病，局灶增生性硬化腎小球腎炎。高齡求嗣，又長期服藥，確實在治療方面有困難。

一般而言，慢性腎炎活動期、存在大量蛋白尿，或伴有嚴重高血壓、腎功能衰竭的婦女不宜生育。妊娠可使病情加重，甚至造成腎功能急劇惡化。但對於僅有少量蛋白尿，無高血壓及腎功能正常者，在嚴密醫療監護觀察下可允許妊娠。

但有腎炎者，懷孕的機會降低。本患者在以中醫為主的治療下懷孕，並保持尿蛋白穩定，實屬可喜。

四、慢性間質性腎炎

慢性間質性腎炎（Chronic Interstitial Nephritis）是一組以腎小管萎縮、間質纖維化和不同程度細胞浸潤為主要表現的疾病。

慢性間質性腎炎常無特殊症狀，或僅在體檢時或因其他疾病就診時被發現，也有較早出現腎小管濃縮功能障礙，如夜尿多、低鈉血症、酸中毒等。

一般情況水腫不明顯，尿液中多無蛋白，血尿也不常見。早期血壓正常或輕度升高，如果出現大量蛋白尿和血尿，常常同時存在腎小球疾病，某些慢性腎小管間質性腎炎有腎結石形成。

病因

腎間質損害的機制可涉及免疫損傷、感染、中毒、代謝紊亂、尿流機械梗阻和遺傳因素等方面。約百分之二十的慢性腎小管間質性腎炎與長期服用藥物有關。

診斷

- 明確的病史，如長期腎盂腎炎或長期服用止痛藥等病史
- 尿液檢查

表 2.7　慢性間質性腎炎尿檢特點

類別	特點
尿濃縮功能明顯減退	如尿比重、尿滲透壓低
尿沉渣	可見 β_2- 微球蛋白、溶菌酶
尿蛋白	少量低分子量蛋白尿，24 小時尿蛋白定量通常小於 1.5 克。當合併腎小球疾病時，可有較明顯蛋白尿
尿細胞成分	尿中少量細胞無細胞管型，伴腎臟感染時，可有較多白細胞及白細胞管型；伴腎乳頭壞死時，可見血尿及壞死脱落組織為腎小管結構

- 腎功能檢查：輕度慢性間質性腎炎患者的腎功能可正常，有明顯病變時，可有不同程度腎功能改變，但一般以腎小管功能減退為主，腎小球功能改變不明顯，除非慢性間質腎炎與腎小球病並存，也可出現明顯腎小球濾過率減退
- 影像學（B 超、X 線、放射性核素等）檢查，可見雙腎體積屬正常或縮小
- 腎活檢主要可見不同程度的間質纖維化、腎小管萎縮、間質彌漫淋巴細胞和單核細胞浸潤；部分病人腎小動脈內膜增

厚、管腔狹窄及腎小球缺血性皺縮及硬化

鑒別

慢性間質性腎炎起病隱匿，早期常因症狀不明顯，易誤診為慢性腎盂腎炎及慢性腎小球腎炎等。

表 2.8　慢性間質性腎炎常見的類型

類別	舉例
原發於或累及腎間質的疾病	慢性腎盂腎炎、腎結核、重金屬（鉛、鎘）中毒性腎病、止痛藥腎病、系統性紅斑狼瘡及特發性間質腎炎等
原已有泌尿系統疾病，繼發間質性腎炎	如膀胱輸尿管返流性腎病、梗阻性尿路病、腎小動脈硬化、慢性腎小球腎炎、慢性腎移植排斥等
全身性疾病引起的間質性腎炎	多發性骨髓瘤、淋巴瘤、白血病、澱粉樣變、高尿酸血症、高鈣血症、低鉀血症、乾燥綜合症等
先天性、遺傳性疾病	髓質海綿腎、髓質囊性病、先天性多囊腎等

西醫治療

- **病因治療**：控制和去除病因，使病變停止發展，及時解除尿路梗阻，糾正代謝紊亂，有尿路感染時應積極抗感染；對腫瘤細胞直接浸潤間質者，應及時採取腎區放射治療和全身化療。

- **對症治療**：以腎小管功能障礙為主者應及時糾正水、電解質和酸鹼平衡紊亂。防止因脫水、低血壓等使腎功能進一步減弱。
- 出現慢性腎衰者，則按慢性腎衰治療原則進行處理，如積極治療高血壓、腎性骨病、腎性貧血等併發症。對於晚期腎衰須及時進行必要的替代治療。

中醫治療

1. 辨證治療

中醫根據患者出現的臨床症狀及疾病的時期辨證論治，早期通常分為脾腎虧虛、氣血虧虛等證型；晚期通常需要扶正祛邪，標本兼治。

脾腎虧虛者治以補益腎氣，方取參芪地黃湯加減；氣血兩虛者治以益氣養血，方取八珍湯或十全大補丸加減治療。

中華中醫藥學會腎病分會則將慢性間質性腎炎分為濕熱留戀證、氣陰兩虛證、肝腎陰虛證及急陽虛水犯證，[6] 可供參考。

2. 辨病治療

早期主要針對引起間質性腎損害的原因進行對因治療，如：

採用清熱解毒藥物治療引起間質性腎炎的感染，而對於過敏所導致的間質性腎炎，首先需要停止可疑過敏藥物。

有尿路梗阻的則及時解除尿路梗阻。對伴發血尿酸升高者，則配合薏米、萆薢、秦皮、車前草等藥。

丹參、田七、益母草、蒲黃等可擴張腎血管，改善腎微循環，阻止腎纖維化。而淫羊藿、肉蓯蓉、冬蟲夏草等有促進腎小管細胞修復作用，臨床可在辨證基礎上選用。

預防與調養

避免感染、合理用藥、避免濫用止痛藥等都是預防慢性間質性腎炎的重要措施。

一旦確認出現間質性腎炎，則需注意休息、合理飲食，避免勞累與過量飲食等，以預防及延緩腎衰竭的進展。

在飲食方面需要清淡飲食，如間質性腎炎由於結石引起的梗阻所導致者，應少吃高草酸及高鈣食物，如馬鈴薯、番茄、菠菜、豆製品、濃茶、海產、奶類等。尿酸性腎病患者應該避免進食動物內臟等高嘌呤食物。

平時可適量多食具有利尿消腫作用的食物，如冬瓜薏米水、冬瓜薏米粥等。

預後與隨診

慢性間質性腎炎疾病後期則表現為慢性腎功能衰竭。所有慢性腎衰竭患者中，大約三分之一與慢性腎小管間質性腎炎有關。

慢性間質性腎炎預後影響因素，與高血壓及腎功能受損程度密切相關。藥物性腎損害者，是否及時停藥也有重要影響。因此早期診斷，及時停藥，保護腎臟等措施十分重要。明確診斷後，隨診需要規範，注意防治併發症。

五、多囊腎

多囊腎（Polycystic Kidney Disease）是腎臟的皮質和髓質出現多個囊腫的一種先天遺傳性腎臟疾病。

主要表現為雙側腎臟出現多個或無數個大小不等的液性囊腫，使腎臟明顯增大，形態失常。一般到成年才會出現此症狀。臨床表現主要有腹部膨大、腰部脹痛、血尿、蛋白尿、高血壓，囊腫感染、囊腫破裂等等。

病因

本病屬於常染色體顯性遺傳性疾病。男女發病機率相等，父母其中一方患病，子女中有百分之五十的患病機會，如果父母均患病，則子女中有百分之七十五的患病機會。不患病的子女不攜帶患病基因，也不會隔代遺傳。

診斷

先天性多囊腎診斷一般不難，根據臨床症狀、家族史，或合併多囊肝及參考超聲波等形態檢查，多能確診。多囊腎患者可因囊腫本身及囊內壓力增高、感染等而出現以下病狀：

- 腰、腹不適或疼痛：由於腎臟腫大和擴張，使腎包膜張力增大，腎蒂受到牽拉，或者使鄰近器官受壓引起。如有囊內出血或繼發感染，則使疼痛突然加劇。如合併結石或出血後血塊阻塞尿路，則可出現腎絞痛

- 血尿、蛋白尿：週期性鏡下血尿或肉眼血尿，發作時腰痛常加劇。劇烈運動、創傷、感染可誘發或加重。囊壁下方有許多動脈，由於壓力增加或合併感染，使囊壁血管因過度牽拉而破裂出血。蛋白尿一般量不多，24 小時尿蛋白一般不會超過 2 克，故不會發生腎病綜合症

- 腹部腫塊：有時為患者就診的主要原因，多數可在腹部皮下觸及腫大的腎臟

- 高血壓：因囊腫壓迫腎臟，造成腎缺血，使腎素分泌增多，引起高血壓。患者在腎功能正常時，約一半以上發生高血壓，腎功能減退時，高血壓的發生率更高

- 腎功能減退：由於囊腫壓迫、佔位，使正常腎組織顯著減少，腎功能逐步減退。腎臟越大，腎功能越差

鑒別

臨床最常混淆的還是腎囊腫。腎囊腫是後天獲得性疾病。腎囊腫囊內是液體，一般多在體檢時做超聲波檢查時會發現。單純性腎囊腫，多無症狀；囊腫較大，合併感染則可有腰痛或偶有鏡下血尿；腎囊腫如合併結石或感染，則患側腎區可有叩擊痛。如囊腫直徑大於 5 厘米時可能引起患側腰部脹痛、不適，如合併感染還可引起膿腫。併發感染是腎囊腫惡化的重要原因。

腎囊腫一般不會發生慢性腎衰竭，因此單發性及小的囊腫通常不需要特殊治療，但要定期進行腎超聲波檢查，觀察囊腫是否繼續增大。此外，還要與腎腫瘤、腎積水及髓質海綿腎等相鑒別。

西醫治療

對於多囊腎目前尚無有效的根治療法，主要在於積極預防及治療早期多囊腎併發症的發生與發展，避免腎功能進一步損害，延緩腎功能腎衰進展。

- **早期預防和治療併發症**：高血壓、尿路感染、囊腫破裂是多囊腎常見的併發症，也是誘發和加重腎功能損害的重要因素，必須加以及時治療和控制。但在用藥過程中，應注意避免藥物的腎毒性作用。如出現血尿不止或劇烈腰痛、腹痛等情況，很有可能是囊腫感染伴發出血或囊腫破裂所致。

- **多囊腎囊腫穿刺抽液治療**：適用於各種類型的囊腫性腎病的治療。其目的主要在於通過對囊腫的穿刺抽液，消除或減輕囊腫周圍腎組織的壓迫，恢復腎血流量，保護和改善腎功能。同時對囊腫感染、出血、積膿等也有很好的療效。目前常用經皮穿刺抽液、囊內注入硬化劑，或經腹腔鏡行囊腫去頂減壓手術。但術後常有復發可能。
- **替代療法**：多囊腎腎功能衰竭晚期患者，常因腎臟功能大部分喪失或完全喪失，對藥物反應很差，且臨床症狀日益加重，病情危急，宜考慮進行腎替代療法，即血液透析或腹膜透析。但因腎囊腫患者腎臟明顯增大而使腹腔容量減少，腹透效果較差，故一般採用血液透析治療。對出血不止或血壓難以控制者，必要時可考慮外科手術切除腎臟。有條件者也可進行腎臟移植手術。

中醫治療

本病屬於積聚範疇，本病的形成多因先天稟賦不足，致氣機失調，氣滯血瘀，故早期多為腎虛瘀停；病情進一步發展，逐漸出現高血壓、血尿等，多數屬於肝腎不足；後期出現不同程度的腎功能損害，則屬於脾腎兩虛、脾失運化、腎失氣化開闔、水濕、濕濁瘀阻。

1. 辨證治療

- **腎氣不足，瘀阻腎絡**

病變早期積塊較小，其病機關鍵是氣滯濕阻瘀血，治療重在理氣化瘀、清利濕熱，兼以補腎。方用桂枝茯苓丸合六味地黃湯加減。

- **脾腎陽虛，濕濁瘀阻**

多見於病之中、後期，正氣已虧，濁毒內停。症見面色㿠白、畏寒肢冷、腹有腫塊拒按、尿少水腫、便溏納差，舌淡暗有瘀點、苔白滑，脈沉遲無力。治宜健脾補腎、溫陽活血利水，化濕降濁。方用濟生腎氣湯加減。

2. 辨病治療

- 多囊腎的中醫治療可按照辨證治療並在此基礎上，配合選用黨參、黃芪、當歸、大黃、丹參、三棱、莪術、牛膝、淫羊藿、土鱉蟲、白花蛇舌草等藥物，以扶正祛邪，活血化瘀。研究表明，黨參、三棱、莪術等可通過抑制多囊腎病囊腫上皮細胞的增殖，或降低囊腫上皮細胞表達生長因子，誘導細胞凋亡，從而對多囊腎病可能具有一定的治療作用。另研究表明土鱉蟲水煎劑，能明顯抑制經或未經上皮生長因子啟動的囊腫上皮細胞增殖，提示其可能具有延緩多囊腎發生與發展的治療作用。[7] 中藥三棱化學成分為各種揮發油和氨基酸，能明顯抑制 TGF（轉化生長因子）啟動的囊腫上皮細胞增殖，抑制細胞

TGF-13 的磷酸化，亦可能具有延緩多囊腎發生、發展的作用。[8]

預防與調養

一般主張清淡飲食，避免辛辣刺激、肥甘厚味之品，戒煙酒。

保持大便通暢。宜限鹽，高血壓、少尿、水腫者更要注意。腎功能衰竭者，宜按照優質低蛋白飲食。

應積極對症及支持治療，控制高血壓、預防尿路感染、防治腎結石等併發症發生，儘量延緩腎衰進展。

預後與隨診

多囊腎患者腎功能常呈漸進性減退，在無降壓治療時，同一家族的患者在相似的年齡段均進入終末腎功能衰竭。如經積極治療，預後明顯改善。

隨着病情的發展，囊腫可不斷增多增大，最終可因腎組織遭到嚴重破壞而引起腎功能衰竭。積極控制高血壓以及防治併發症、防治感染、避免腎毒性藥物使用等是延緩腎衰進展的主要措施。

六、高血壓腎病

由高血壓病導致的腎臟損害稱為高血壓腎病（Hypertensive Nephropath），屬繼發性腎病。

高血壓腎病又稱為高血壓性良性小動脈性腎硬化，其臨床特點是長期高血壓出現輕度蛋白尿，腎功能減退進展較慢，早期常出現夜尿增多等腎小管功能損害的表現，晚期可出現嚴重蛋白尿、氮質血症，最終發展為終末期腎衰。

病因

高血壓與腎損害互為因果，如高血壓導致腎小動脈高壓、痙攣、腎缺血、腎小球硬化、出現蛋白尿等，形成腎損傷。腎損害也可進一步使腎血管痙攣及阻塞、腎組織缺血加重，造成腎素分泌增多，前列腺素減少，血壓更高。

表 2.9　高血壓的高危人羣

- 中年以上
- 喜歡飲酒
- 吸煙
- 從不吃早餐
- 喜歡油膩食物
- 不愛走路，經常以車代步，基本不運動
- 有高血壓家族病史
- 喜歡味重食品、零食
- 食物都喜歡另外加鹽或加醬油
- 性格急躁等

診斷

在出現蛋白尿之前一般有 5 年以上的持續性血壓升高的病史。根據中國 2005 年《高血壓防治指南》，在未服用抗高血壓藥情況下，成年人（年齡大於 18 歲）收縮壓 ≥140mmHg 和（或）舒張壓 ≥90mmHg 則可確診為高血壓。

表 2.10　血壓水平定義和分類[9]

血壓水平分級定義（單位 mmHg）			
分級	收縮壓		舒張壓
正常血壓	<120	和	<80

正常高值	120～139	和（或）	80～89
高血壓	≥140	和（或）	≥90
高血壓一級（輕度）	140～159	和（或）	90～99
高血壓二級（中度）	160～179	和（或）	100～109
高血壓三級（重度）	≥180	和（或）	≥110
單純收縮期高血壓	≥140	和	<90

註：當收縮壓與舒張壓分屬於不同級別時，以較高的分級為準。

高血壓腎病常見的臨床表現：

早期：夜尿增多、尿比重降低、尿鈉排出增多、尿濃縮功能下降。

中期：缺血性腎病形成後，腎小球損傷，出現蛋白尿。腎小球功能漸進受損，肌酐清除率下降，血清肌酐逐漸增高。蛋白尿的產生是評定動脈粥樣硬化，腎實質病變嚴重程度的指標之一。

晚期：腎體積進行性縮小，兩側常不一致，全身表現有高血壓眼底病變及心腦併發症。

對於高血壓患者一定要檢查尿常規。高血壓病可以引起腎臟疾病也可加重腎病，腎病也會引起高血壓。慢性腎病與高血壓互為因果，每位腎病患者一定要定期積極進行血壓檢查。

在高血壓病診治過程中，還要積極除外繼發性高血壓。對於原發性高血壓病的診斷還應包括以下內容：

- 確定高血壓的程度，具體高至多少

• 對高血壓進行分級、分組，主要是了解高血壓的嚴重程度和可能導致的後果

• 估計重要臟器，如心、腦、腎功能

• 有無合併可影響高血壓病病情發展和治療的情況，如冠心病、糖尿病、高脂血症、高尿酸血症、慢性呼吸道疾病等

鑒別

表 2.11　高血壓腎病與慢性腎小球腎炎繼發高血壓相鑒別

類別	高血壓腎病	腎性高血壓
病史	高血壓在先，腎病在後	腎病在先，高血壓在後
年齡	多為年紀大	多為年輕患者
蛋白尿	蛋白尿一般不多	蛋白尿較多，通常 24 小時尿蛋白在 1 克以上
血尿	無血尿	多有血尿

如果病史不清、已經到了腎功能衰竭，有時鑒別便有難度。

西醫治療

高血壓患者不論是否有併發腎損害，都要合理控制血壓；把血壓控制在正常範圍內，這是一個重要基礎治療原則。防治高

血壓導致腎損害進展的一般要求目標血壓小於 130/80 mmHg；若有蛋白尿，尤其是蛋白尿達到 1g/d 以上者，血壓需要下降到 125/75mmHg 以下。

- 對於早期、輕度高血壓病和尿常規正常者可予非藥物治療，保持良好的情緒、減肥、限鹽限酒、適量運動
- 可供選用的降壓藥物有利尿劑、β 受體阻斷劑、鈣拮抗劑、血管緊張素轉換酶抑制劑。其中，鈣拮抗劑和血管緊張素轉換酶抑制劑能同時改善腎臟的血流動力學
- 惡性腎小球動脈硬化症患者短期內腎功能迅速惡化，在合併有高血壓腦病、視力迅速下降、顱內出血等病況，以及不能口服藥物時，可靜脈注射給藥。常用硝普鈉、烏拉地爾等藥，力爭在 24 小時內控制血壓
- 伴發高脂血症、糖尿病及高尿酸血症者，應給予相應治療，同時應用抗血小板聚集和黏附的藥物，如潘生丁、阿司匹靈等，有阻止腎小球動脈硬化的作用
- 對晚期慢性腎衰尿毒症患者可採取血液透析等替代治療

中醫治療

高血壓性良性小動脈性腎硬化治療應以中醫辨證治療為主，積極治療高血壓，防止腎臟硬化。對血壓控制不理想者，應予以

中西醫結合治療。當出現腎功能衰竭時，與其他原因所致腎功能衰竭治療基本相同。

1. 辨證治療

良性小動脈性腎硬化，臨床上以本虛標實為多見。滋養肝腎、補益腎氣為法治其本，以平肝潛陽、活血祛瘀、化痰泄濁利水為法治其標。常見的中醫治療高血壓分型如下：

- **陰虛陽亢**：證見眩暈、頭痛、視物模糊、耳鳴、腰膝酸軟、五心煩熱、口乾口苦、面色潮紅、尿黃、舌質紅苔薄白或薄黃，脈弦細。治以滋陰潛陽。方用天麻鈎藤湯合六味地黃丸
- **腎氣不固**：證見頭暈耳鳴、健忘、腰酸、夜尿頻、舌淡苔薄白，脈沉弱。治以益氣固攝。以五子衍宗丸加減治療，常用藥物菟絲子、枸杞子、五味子、覆盆子、金櫻子、芡實、白朮、蓮子、車前子

國醫大師朱良春教授治療本病頗具特色，高血壓病因病機雖有多種，但總以肝腎陰陽平衡失調，明虛陽亢為主要關鍵，臨床證實氣虛夾痰瘀亦是高血壓之主要病機之一。故朱老自擬"雙降湯"，藥由水蛭 0.5~5 克（粉碎裝膠囊吞服），生黃芪、丹參、生山楂、稀薟草各 30 克，廣地龍、當歸、赤芍、川芎各 10 克，澤瀉 18 克，甘草 6 克組成，治療氣虛、血瘀、痰濁兼夾之證，此型高血壓患者往往伴高血黏、高血脂。對於肝腎虧虛、肝陽上亢者，則用張錫純鎮肝熄風湯，重用牛膝，以烏梅易白芍，取得較好效果。[10]

2. 辨病治療

野生植物沙棘、川芎、葛根、天麻、羅布麻及鈎藤等均有一定的降壓作用，臨床可在辨證基礎上選用。

另研究表明高血壓與血瘀證有明顯相關，因此在辨證的基礎上適當配合活血化瘀治療對降壓有幫助，常見活血藥有丹參、川芎、赤芍、桃仁、紅花等。

有報道用葛根、枇杷葉、三七組成的複方對原發性高血壓有一定的療效，[11] 可供參考。

預防與調養

• 勞逸結合，保證有充足睡眠，避免喝酒，消除緊張情緒。避免過度的腦力勞動和體力負荷

• 低鹽飲食，每日鹽的攝入應該在 3~5 克，如有高血壓家族史鹽應該控制在 2~3 克

• 食用蛋白質要適量，每千克體重不超過 1 克，其中應以優質蛋白質為主，如肉類、蛋類等

• 減少熱量和脂肪攝入，因為高熱量和高脂肪可促使血壓增高，因此要避免過量。合理膳食，主要是合理控制飲食的總量。肥胖者更要注意飲食控制，降低體重。平時多吃水果和蔬菜，以確保身體所需，但如果水腫明顯，血壓高未獲得控制者

不宜進食過多香蕉，因香蕉含鈉較高，會使患者出現鈉瀦留使血壓更高。多吃蔬菜和水果，如：葡萄、洋蔥、大蒜、黑木耳等

- 合理使用中藥湯水、藥粥等
- 進行適當運動。積極參加身體鍛煉，合理運動，如太極、八段錦、體操、游水等。血壓較高而未獲得良好控制者，避免劇烈運動
- 預防血管硬化的形成因素：戒煙、限制飲酒
- 冬天防寒，夏天防脫水

預後與隨診

高血壓如果沒有得到及時、正確的治療，會造成腎臟損害障礙，血壓在原基礎上進一步升高。高血壓病與腎病是惡性循環，因此血壓控制的好壞直接影響腎功能衰竭的發生、發展和結局。

高血壓性腎病的治療主要在於早期控制血壓。但在腎病發生後，血壓的控制仍十分重要，這對有效防止腎病進展以及減少併發症有重要意義。

一旦出現腎功能衰竭，腎臟的損害將難以逆轉。多數發展時期是緩慢的，如果注意保護腎功能，加上合理的藥物治療，腎功能衰竭病情可有較長時期的穩定性。

尿常規和尿沉渣顯微鏡檢查，眼底檢查對早期顯示腎損害有一定的幫助。

七、狼瘡性腎炎

系統性紅斑狼瘡（Systemic Lupus Erythematosus, SLE），簡稱狼瘡。狼瘡是一種彌漫性、全身性自身免疫病，主要累及皮膚黏膜、骨骼肌肉、腎臟及中樞神經系統，同時還可以累及肺、心臟、血液等多個器官和系統。血清中可檢測出多種自身抗體和免疫學異常。

系統性紅斑狼瘡是臨床常見病及多發病，好發於 15~45 歲年齡段的女性，女男比例為 7~9：1 。男性也可患上狼瘡，且預後較差。

狼瘡多數呈隱匿起病，開始時可能僅累及 1~2 個系統，部分患者長期穩定在輕型狼瘡狀態，部分患者可由輕型突然變為重症狼瘡，更多的則由輕型逐漸出現多系統損害；也有一些患者發病時已累及多個系統，甚至表現為狼瘡危象。

狼瘡的自然病程多表現為病情的加重與緩解交替。狼瘡臨床可有多種表現，如發熱、皮疹、口腔潰瘍或黏膜糜爛、關節疼痛以及心臟損害、腎臟損害等。

一些狼瘡症狀不具特異性，臨床需要仔細分析。如頭痛可能既是血管性頭痛，也可能是狼瘡腦，需要及時分析。

如果系統性紅斑狼瘡出現腎損害，即屬狼瘡性腎炎（Lupus Nephritis, LN）。

病因

系統性紅斑狼瘡其發病機制尚未完全明瞭，一般認為屬於多種因素引起的自身免疫性疾病。

大多數病人的發病可能由於環境因素（如病毒感染、藥物、紫外線等）或（和）在性激素（主要為雌性激素）的作用下，具有一定遺傳因素（可能存有系統性紅斑狼瘡易感基因）的人羣發生了異常的免疫反應，持續產生自身抗體或免疫複合物，最終導致本病的發生。

狼瘡性腎炎復發的原因

多數狼瘡經過治療多可獲得穩定，但在某些情況下狼瘡又是比較易復發的一個疾病。

表 2.12　系統性紅斑狼瘡復發的常見誘因

• 過早停藥或減量，過早終止治療
• 維持藥物劑量不足，如強的松劑量太小，或未聯合用藥
• 感染
• 使用誘發狼瘡活動的藥物和毒物、藥物過敏等誘發狼瘡
• 生活調養不當，如過多曬太陽、使用某些化妝品、染髮劑及疲勞、情緒波動大，反覆感染等
• 妊娠、生育等

診斷

患者均有系統性紅斑狼瘡的病史，多數在 1~3 年，病情輕重不一，病程長短不同，有的因尿檢發現蛋白尿、血尿進一步檢查而獲得診斷。

症狀、體徵包括全身病變和腎病變兩方面。目前普遍採用美國風濕病學會 1997 年修訂的狼瘡分類標準作為診斷標準。狼瘡分類標準有 11 項：符合 4 項或以上者，在排除感染、腫瘤和其他結締組織病後，可診斷為狼瘡。

表 2.13　系統性紅斑狼瘡的診斷標準

頰部紅斑	盤狀紅斑	光過敏
口腔潰瘍	關節炎	漿膜炎
腎病變	神經病變	血液損害
抗核抗體陽性	免疫學異常	

其中，在免疫學異常中，抗 ds-DNA 抗體陽性，或抗 Sm 抗體陽性，或抗磷脂抗體陽性。而抗 Sm 抗體是狼瘡的標誌抗體，如果監測到 Sm 抗體陽性，即使臨床不典型或達不到狼瘡診斷的 4 項，亦考慮狼瘡的診斷。

如果狼瘡診斷成立，同時有腎損害存在，就可診斷為狼瘡性腎炎。

併發症：由於免疫功能紊亂，易出現感染，腎衰竭

實驗檢查：尿蛋白、血尿陽性，免疫學檢查異常，如抗 ANA 抗體陽性，抗 ds-DNA 抗體陽性，補體 C_3 下降等。出現貧血、白細胞、血小板下降等。腎活檢可分別狼瘡性腎炎的病理類型

鑒別

典型的狼瘡容易診斷，但在早期，由於狼瘡不典型，需要與類風濕性關節炎、硬皮病、紫癜等疾病相鑒別。

有的狼瘡早期不典型，達不到狼瘡診斷的標準，但隨着時間的延長病情逐漸典型而獲得診斷，這種情況成為前狼瘡狀態。

如果以腎損害為主要表現的狼瘡性腎炎，則需要與不同類型的腎炎進行鑒別診斷。

狼瘡的病情分級

系統性紅斑狼瘡病情輕重不一，有的病情輕，僅表現光過敏、皮疹、關節炎或輕度漿膜炎等，所累及的靶器官（包括腎臟、血液系統、肺臟、心臟、消化系統、中樞神經系統、皮膚、關節）功能正常或穩定，無明顯狼瘡治療藥物的毒副反應。一些高度懷疑系統性紅斑狼瘡的前狼瘡狀態也屬輕型狼瘡。

而有的狼瘡累及的靶器官（心臟、肺臟、腎臟、消化系統、血液系統、神經系統等）出現嚴重的功能損害，甚至衰竭，則屬於危重型狼瘡；如果出現急性且危及生命的重型狼瘡則屬於狼瘡

危象。

狼瘡的病情輕重與其病理分型密切相關。

狼瘡病情活動的評估

判斷狼瘡是否活動，對於指導臨床治療有重要的意義。一般可從臨床症狀、實驗檢查及腎病理變化等分析狼瘡的活動情況。

- 臨床方面：尤其是新出現的症狀，均可能提示疾病的活動。如出現中樞神經系統受累（可表現為癲癇、精神病等，但需排除中樞神經系統感染）、腎臟受累（包括血尿、蛋白尿）、血管炎、關節炎、肌炎、皮膚黏膜表現（如新發紅斑、脱髮、黏膜潰瘍）、胸膜炎、心包炎等

- 實驗檢查：如檢查補體 C_3、C_4，dsDNA 抗體及血常規，血沉增快等

- 腎病理可提供狼瘡腎活動性的指標，如腎小球細胞增殖性改變、纖維素樣壞死、核碎裂、細胞性新月體等均提示狼瘡腎活動

腎小球硬化、纖維性新月體、腎小管萎縮和間質纖維化則是狼瘡腎慢性指標。

活動性指標高者，腎損害進展較快，但積極治療可以逆轉；慢性指標提示腎臟不可逆的損害程度，藥物治療只能減緩而不能逆轉慢性指數的繼續升高。

嚴重的腎損害包括：腎小球腎炎持續不緩解，腎病綜合症，急進性腎小球腎炎以及急性進展的腎功能衰竭。

西醫治療

系統性紅斑狼瘡目前還沒有根治的辦法，但恰當的治療可以使大多數患者達到病情的完全緩解。強調早期診斷和早期治療，以避免或延緩不可逆的組織臟器的病理損害十分重要。狼瘡個體性差異很大，必須權衡治療的風險與效益的關係，既不宜治療過度，也不可耽誤治療時期，強調長期隨診的必要性。

同時應該避免過多的紫外光暴露，避免過度疲勞，認識疾病活動的徵象，去除各種影響疾病預後的因素，如控制高血壓，防治各種感染，並定期隨診。

普通型狼瘡性腎炎的治療

- 非甾類抗炎藥（NSAIDs）可用於控制關節腫痛。服用時應注意消化性潰瘍，腎、肝功能等方面的不良反應
- 抗瘧藥可控制皮疹和減輕光敏感，常用羥氯喹（Hydroxychloroquine）每日 0.4mg，分 2 次服。主要不良反應是眼底病變，心動過緩或有傳導阻滯者禁用抗瘧藥。短期局部應用激素治療皮疹，但臉部應儘量避免使用強效激素類外用藥，如使用，一般不應超過 1 週
- 小劑量激素，如潑尼松每日 10～15mg 可減輕症狀，抑制腎病變進展的作用。必要時可用硫唑嘌呤、甲氨蝶呤或環磷醯胺等免疫抑制劑

• 輕型狼瘡可因過敏、感染、妊娠及生育、環境變化等因素而加重，有的轉變為重症狼瘡，甚至狼瘡危象可能，則需要考慮使用大劑量或使用甲基潑尼松龍衝擊治療，也有試行幹細胞移植及生物製劑治療等。如出現狼瘡危象則須要採用更為積極的辦法挽救生命

中醫治療

在中醫文獻中並沒有系統性紅斑狼瘡及狼瘡性腎炎等名詞，但據其臨床表現，可歸屬中醫的“虛勞”、“陰陽毒”、“蝶瘡流注”、“溫毒發斑”、“痹證”、“水腫”等範疇。中醫根據疾病發展的不同階段、病變程度及不同臨床表現採用辨證治療。

1. 辨證治療

如果狼瘡性皮膚改變和口腔潰瘍者，可見面部紅斑，低熱，口乾咽燥，口腔潰瘍。潮熱，溲赤便乾，舌紅少苔或光剝，脈細數。多屬陰虛血熱或陰虛濕熱證，常以滋陰涼血或滋陰清熱化濕等法治療。

狼瘡以關節疼痛為主則按照中醫治療痹證的方法治療，如根據風、寒、濕、瘀等病理情況進行辨證治療。

狼瘡性腎炎在不同的階段其治療方法也不相同，如以血尿為

主或輕度蛋白尿為主者，可按中醫治療血尿、蛋白尿的思路進行辨證治療。

在使用激素治療之後，如出現濕熱表現為主，則應該以清利濕熱為主治療。

2. 辨病治療

人參、黃芪、黨參等補氣藥，附子、肉桂、杜仲、淫羊藿、杜仲、巴戟等溫補腎陽藥物及何首烏、枸杞子等滋腎陰藥物和白花蛇舌草、雷公藤及雷公藤製劑等藥物具有腎上腺皮質激素樣作用，苦參、黃芩、蛇床子等均具有免疫抑制作用。臨床均可在辨證基礎上加以選用。

預防與調養

狼瘡性腎炎的飲食頗有講究，煎炸熱氣食物儘量避免，食物勿過鹹，特別是有水腫、血壓偏高等情況下更要注意。

平時以清淡飲食為主。

在調養方面要注意：

- 避光及消除疲勞，以避免復發
- 由於狼瘡體內的免疫功能紊亂以及長期免疫抑制劑的應用，合併感染頗為常見，感染又易導致狼瘡復發，因此平時需

密切預防感染

- 適當休息與鍛煉有助於防止長期類固醇激素治療造成的肌肉萎縮及骨質疏鬆；過量運動可能加重病情
- 戒煙、減輕體重可減低系統性紅斑狼瘡的心血管疾病的風險
- 長期應用糖皮質激素的患者常見骨質疏鬆，應適當補充鈣劑、維他命 D 以及雙磷酸鹽等預防和治療骨質疏鬆

預後與隨診

早期診斷與合理治療是狼瘡性腎炎預後的關鍵因素。

併發症，尤其是多系統損害，如肺動脈高壓、腦病、肺纖維化、心臟損害使狼瘡預後轉差，感染等合併症有時是致命的因素。

狼瘡是容易復發，長期系統、規範治療十分關鍵，一般不宜隨便停藥。避免勞累、曬太陽等也有助於病情的穩定。

八、尿酸性腎病

血液中尿酸水平升高為高尿酸血症（Hyperuricemia），由高尿酸血症造成的腎臟損害稱為尿酸性腎病（Urate Nephropathy, Uric Acid Nephropathy），也稱為痛風性腎病（Gouty Nephropathy）。

尿酸性腎病是痛風患者的腎臟併發症，晚期可發展為慢性腎功能衰竭。此症過去少見，但近年尿酸性腎病的發病率隨着痛風發病率的升高而遞增。

病因

在生理條件下（血 pH 值 7.4 ，體溫 37°C），尿酸鹽在血中的飽和度為 420 μmol/L 。當血中尿酸鹽超過 500 μmol/L ，尿酸將析出結晶，沉積在腎小管及間質部位，引起高尿酸血症腎病。尿酸鹽同樣可以沉積在腎盂、腎盞及輸尿管內，形成尿酸結石，堵塞尿路。尿酸鹽沉積於腎臟的誘因為，酸性尿（尿 pH 值小於 6.0）及脫水導致尿酸在遠端腎小管和集合管的濃度升高而發病。

診斷

長期痛風及有高尿酸血症病史是尿酸性腎病發病的基礎。

尿酸性腎病是高尿酸血症的一個併發症，因此高尿酸血症出現的臨床表現及其併發症，尿酸性腎病患者常常同樣擁有。如臨床出現的高尿酸血症、急性關節炎反覆發作、慢性關節炎、尿酸石形成等。由於高尿酸血症主要造成腎的間質性損害，因此可參考臨床症狀與檢查進行判斷：

- 痛風病史多年
- 夜尿增多
- 尿濃縮試驗尿比重下降，夜間尿量等於或多於白天尿量
- 出現不同程度的蛋白尿
- 如血肌酐升高，一般腎功能受損已經較嚴重
- 在不同的階段還會有不同的症狀，如出現水腫、腰痛等

鑒別

尿酸性腎病和慢性腎炎是病因不同的兩種腎病，但臨床上有許多相似之處，小心鑒別，如兩者均可出現水腫、高血壓和貧血，尿常規均可有蛋白、紅細胞及管型等及腎功能損害等。如果痛風患者僅表現為尿酸性腎病，而無痛風發作史，則有可能被被誤診為慢性腎炎。

表 2.14　尿酸性腎病如何與慢性腎炎鑒別

	尿酸性腎病	慢性腎炎
年齡體質	40 歲以上的中老年男性，尤其是體形較胖超重者多	多見於青壯年，無性別差異，老年則較少見
病史特點	有尿酸性關節炎發作史，可有皮下尿酸結節	很少有急性關節炎的發作和皮下結節
併發結石	易發生腎結石，且往往是多發或雙腎皆發生	腎臟結石的機會較低
家族史	可能有尿酸家族史	一般無尿酸家族史
血尿酸與尿尿酸檢查	腎功能正常時，血尿酸升高，尿尿酸排出量也可升高	腎功能正常時，血和尿中的尿酸量處於正常水平
免疫學檢查	正常	自身免疫檢查可能異常

西醫治療

尿酸性腎病的基礎治療包括飲食控制、鹼化尿液，如將 pH 值調節至 6.5~6.9，但要避免過分鹼化引起鈣鹽沉積，如適當多飲水。如已有腎病，臨床上往往併發不同程度的水腫，因此飲水量需要合理調整。

- 避免使用影響尿酸排泄的噻嗪類利尿劑，如速尿、利尿酸等

• 降壓可用血管緊張素轉化酶抑制劑，避免使用減少腎臟血流量的 β 受體阻滯劑和鈣拮抗劑

• 對於尿酸性尿路結石，部分可溶解排出，體積大且固定者可進行體外碎石或手術治療

• 急性尿酸性腎病，除使用別嘌醇等積極降低血尿酸外，應按急性腎功能衰竭進行處理

• 積極控制血尿酸，將血尿酸控制在 320μmol/L 以下。一般可選用抑制尿酸生成的藥物，如別嘌醇（Allopurinol）、非布索坦（Febuxostat）等；如別嘌醇或非布索坦過敏，則可選用促尿酸排洩藥物，如苯溴馬隆（Benzbromarone）。但促尿酸排洩藥物僅用於腎功能正常或輕度異常者，如腎小球濾過率小於 30ml/min 者，則不宜

• 防治伴發疾病，如高脂血症、糖尿病、高血壓病、冠心病、腦血管病等

中醫治療

中醫認為尿酸性腎病主因在於脾腎功能失調，濕濁內生、濕濁排泄障礙。又加上酗酒暴食、勞倦過度等，濕濁流注於關節、肌肉，造成氣血運行不暢而成痹痛；如濕濁之邪傷及腎則可導致腎損害，就是尿酸性腎病，甚至慢性腎衰。[12]

中醫治療尿酸性腎病，主要根據辨證論治理論。如果臨床上，患者以關節疼痛為主要表現，則按照痹證辨證；而單純血尿酸高多見濕濁、濕熱等病機。

1. 辨證治療

對於尿酸性腎病，常辨證為腎虛濕熱和陰陽兩虛等證型。[13]

- **腎虛濕熱型**

【主症】 小便頻數、灼熱疼痛、尿色赤黃、急迫不爽、腰膝酸痛。苔黃膩，脈滑數

【治法】 滋陰補腎、清熱利濕

【方藥】 知柏八味丸加減

知母 12 克，黃柏 12 克，淮山藥 15 克，乾地黃 15 克，茯苓 15 克，澤瀉 10 克，牡丹皮 15 克，山茱萸 15 克，薏苡仁 30 克，秦皮 15 克，甘草 6 克。

- **陰陽兩虛型**

【主症】 痛風日久、極度乏力、面色萎黃、倦怠納呆、噁心嘔吐、腰膝酸軟。舌淡胖有齒印，苔白膩，脈微細

【治法】 陰陽雙補

【方藥】 腎氣丸加減

乾地黃 20 克，淮山藥 15 克，山茱萸 15 克，茯苓 15 克，澤瀉 10 克，牡丹皮 12 克，肉桂（焗）3 克，製附子（先煎）10 克，仙茅 15 克，淫羊藿 20 克。

2. 辨病治療

單純的高尿酸血症，通常以辨證基礎上配合辨病治療。由於尿酸的來源內源性佔百分之八十，外源性佔百分之二十。尿酸的排泄三分之一由胃腸道排出，而三分之二從腎排出，故可從這兩個途徑加以解決：

- **減少尿酸的生成**：可以減少尿酸的來源。芫花所含的芫花素、芹菜素，大黃所含的大黃素對黃嘌呤氧化酶有較強的抑制作用，能減少尿酸的合成。

- **促進尿酸的排出**：秦皮、車前草、土茯苓、蒼朮可以促進尿酸從尿液排出，而大黃等通便藥可促進尿酸從大便排出。

痛風性關節炎通常採用非甾體類消炎藥治療，祛風濕中藥大多屬於這一類。痛風性關節炎急性發作大多表現為熱痹，因此，原則上應該選用有清熱作用的消炎中藥，例如：黃柏、忍冬藤等。但如果在寒冷地區或因受寒而發作者常表現為外寒內熱，此時應用散寒通痹的中藥，如羌活、獨活、香附之類。百合、山慈菇等有秋水仙鹼樣作用，能抑制白血球趨化，從而減輕痛風性關節炎的炎症。[14]

出現慢性腎功能不全者，需根據慢性腎衰常規治療；慢性腎衰晚期者，則需要配合腎替代治療，包括血液透析、腹膜透析、腎移植等。[15]

預防與調養

預防尿酸性腎病，關鍵在於防治痛風與高尿酸血症。痛風患者需要合理戒口，平時應該避免高嘌呤飲食。高嘌呤食物主要指每百克食物中嘌呤總量高於 150 毫克的食物，這些食物主要為肉類，尤其動物內臟及一些魚類。[16]

高嘌呤食物不等同於高嘌呤飲食，控制尿酸強調的是控制嘌呤攝入的總量，不是説嘌呤含量高的食物絕對不能吃。只是此類食物很容易進食過量，這就是為甚麼平時十分強調戒口的重要原因。

痛風患者應少吃以下高嘌呤食物以及影響尿酸排出的食物。

- 酒類
- 各種動物內臟，如腎、腦、肝、腰、心臟、胰（豬横脷）等
- 白帶魚、沙甸魚、魚卵、貝殼類海產，如帶子、乾貝等
- 過多肉類、家禽類和魚類及各種濃肉湯

有研究表明大量進食蔬菜，即使傳統上認為嘌呤含量偏高的蔬菜，也不會引起尿酸升高，有的甚至令尿酸降低，[17] 這一論點仍需要進一步研究證實，但這也提示了控制高嘌呤飲食，主要在於控制含嘌呤高的動物類食物，凡是選用的食物，勿過量則比較穩妥。

此外，還需注意以下要點：

- 合理飲水，腎功能正常者，每日飲水應在 2,000 毫升以

上，並保持小便清；腎功能不好者，則要嚴格控制飲水量

- 避免痛風誘因，如暴食酗酒、受涼受潮、過度疲勞、精神緊張，穿鞋要舒適，防止關節損傷。如某些利尿劑、小劑量阿司匹靈等會影響尿酸的排泄，由於使用這些藥物常常因為全身性疾病問題，不可隨意停藥，但可配合中藥減少這些藥物的副作用

- 體重超標者需要採取適當的方式減低體重，這是控制高尿酸血症的重要措施

預後與隨診

尿酸性腎病如得到治療預後較好，早期治療的成功率在很大程度上取決於血尿酸控制情況。如果發現尿酸性腎病時已經出現腎功能損害，且併發高血壓、腎結石，甚至尿路梗阻等，預後不理想。

隨診過程需要注意定期檢查血尿酸、尿常規、腎功能及腎超聲波等，以明確病情及併發症的情況。

九、糖尿病腎病

糖尿病腎病（Diabetic Nephropathy）是在糖尿病病程中，腎臟的小血管、腎小球等出現了一系列病理性變化，即糖尿病性腎小球硬化，造成尿蛋白的濾過和排泄異常，腎臟功能減退，是一種常見的繼發性腎病。

糖尿病腎病的常見臨床表現為蛋白尿、水腫、高血壓和腎功能損害等。微量蛋白尿是糖尿病性腎病的早期臨床表現，一旦出現持續性蛋白尿，如不積極治療，病情即呈進行性進展，常於平均 10～15 年左右出現腎功能衰竭。

病因

糖尿病腎病的發病原因是在血糖升高的基礎上，與腎臟血液動力學改變、蛋白非酶糖化、多元醇通道活性增加、腎小球濾過屏障改變及前列腺素合成增加等因素有關。高血壓等因素加速了糖尿病腎病的惡化與進展。

遺傳因素、糖尿病病程、高血壓、高血糖、高血脂及高體重指數、老年、吸煙、高蛋白飲食及腎小球過度濾過等，均是糖尿病腎病發生的危險因素。

診斷

長期糖尿病病史，如一型糖尿病有 10 年以上，二型糖尿病有 5 年以上。特別是已經併發視網膜病變的患者，出現不同程度的蛋白尿和水腫等症狀，要高度警惕糖尿病腎病的發生。

美國《糖尿病及慢性腎病的臨床實踐指南》指出篩選時間應為：

一型糖尿病在確診後 5 年進行初篩。如果血糖、血脂控制不佳，血壓偏高及肥胖者，應於診斷糖尿病後 1 年內進行微量白蛋白尿檢查。

二型糖尿病在確診後應立即進行篩選。

第一次檢查後，無論是一型或二型糖尿病患者，此後均應每年檢查一次。

篩選內容包括尿白蛋白與肌酐比率（Albumin Creatinine Ratio, ACR）、血清肌酐、腎小球濾過率。

由於尿白蛋白排泄率（UAE）存在有一定的變異，一般建議在 3~6 月內至少檢查 2 次以排除誤差。影響因素包括 24 小時內劇烈運動、發熱、尿路感染、嚴重高血壓及血糖水平過高等。

二型糖尿病患者出現糖尿病視網膜病、一型糖尿病患者超過

10 年且出現微量白蛋白尿者，在排除其他可能導致尿白蛋白排泄率增加的原因，如嚴重高血糖、酮症酸中毒、泌尿系統感染、血尿、運動、嚴重高血壓、心力衰竭及其他腎病等之外，在下列情況下可診斷為糖尿病腎病。

早期糖尿病腎病：微量白蛋白尿，是發現早期糖尿病腎病的重要指標，如果六個月內連續三次檢查尿白蛋白排泄率中，兩次到達 20～200 μg/min 或 30～300 μg/24hr，則可診斷為早期糖尿病腎病

臨床顯性糖尿病腎病：如常規方法測定尿蛋白持續陽性，尿白蛋白排泄率超過 200 μg/min，或超過 300 μg/24hr，並排除其他可能的腎臟疾病，可診斷為臨床顯性糖尿病腎病。[18]

鑒別

糖尿病患者出現不同程度的蛋白尿，往往提示糖尿病出現了腎病併發症，即糖尿病腎病。但並非所有的糖尿病患者伴隨蛋白尿，都是糖尿病腎病。糖尿病合併蛋白尿可能與以下幾種因素有關：

- 糖尿病腎病
- 糖尿病合併腎炎
- 糖尿病腎病合併腎炎
- 其他獨立因素導致的繼發性蛋白尿

由於糖尿病腎病的病理基礎是微血管病，因此糖尿病腎病常

與視網膜病變同時存在，如眼底檢查無視網膜病變，而又有蛋白尿，則要考慮其他原因引起的腎損害。

如果糖尿病病史不長，短期內出現大量蛋白尿，需要考慮是否為其他原因所致，如糖尿病併發慢性小球腎炎等，必要時須要進行腎穿病理活檢。

腎活檢檢查是有創傷性的，一般不會作為診斷糖尿病腎病首要考慮的手段，但如果考慮糖尿病併發其他腎病，並須判斷是否給予強化治療時，則須要考慮此項目的檢查。

糖尿病腎病的臨床分期

糖尿病腎病臨床分類方法頗多，按病情進展且比較實用者，通常將糖尿病腎病分為五期。

表 2.15　糖尿病腎病臨床分期

分期	臨床特點	腎小球濾過率	血壓	主要病理
一期	腎小球濾過增加，腎體積增大，尿白蛋白排泄率正常	增高	正常	腎小球肥大，基底膜和繫膜正常
二期	正常白蛋白尿。尿白蛋白排泄率增加，但一般小於20μg/min，運動後會增加，但休息後可恢復	升高或正常	正常或輕度升高	繫膜基質增生和基底膜增厚

三期	持續微量白蛋白尿期，又稱早期糖尿病腎病。尿白蛋白排泄率增多，一般在20～200μg/min，或尿微量白蛋白為30～300μg/24hr	大致正常	升高	腎小球基底膜增厚和繫膜基質增生更為明顯
四期	為顯性糖尿病腎病期。出現大量蛋白尿、水腫，甚至出現腎病綜合症表現	下降30%～70%。約每月腎小球濾過率下降1ml/min	明顯升高	腎小球基底膜進一步增厚和繫膜基質進一步增生。腎小球荒廢
五期	終末期腎功能衰竭、尿毒症：血肌酐開始升高，臨床出現多系統症狀等。因腎小球荒廢，可能出現蛋白尿減少	嚴重降低，可小於10ml/min	嚴重升高	腎小球廣泛硬化和荒廢

參考資料：錢榮立：〈糖尿病腎病〉，王海燕主編，《腎病學》（北京：人民衛生出版社，1996年2月第2版），頁949～962。

西醫治療

1. 控制血糖

糖尿病腎病患者一般主張使用胰島素控制血糖，由於腎功能減退，腎對胰島素的滅活作用減弱，因此必須注意低血糖傾向。

早期糖尿病腎病仍然可以使用口服降糖藥。但用藥應從小劑量、單味藥開始，根據血糖變化情況增加藥量或藥物品種。口服藥物控制血糖不理想或產生副作用時，應改用注射胰島素。用藥過程中需要定期檢測血糖、肝、腎功能、胰島素及肽水平等。

2. 合理控制血壓

糖尿病與高血壓同時存在時，對心臟的損害是呈乘積效應。把血壓控制在比較低的水平，有助減低糖尿病合併高血壓對靶器官的損害。

- 糖尿病腎病的治療有效控制高血壓，24 小時尿蛋白小於 1 克時，血壓應控制在 130 / 80mmHg 以下；24 小時尿蛋白大於 1 克時，血壓應控制在 125 / 75mmHg 以下
- 首選並早期應用 ACEI 及 ARB 類藥物（血壓正常時即可使用）
- 鈣離子拮抗劑亦可做為一線用藥，對糖脂代謝無不良影響，推薦使用長效製劑或短效控釋劑，與 ACEI 類聯合應用為較佳方案
- β 受體阻滯劑可加重代謝紊亂，掩蓋低血糖症狀和加重周圍血管疾病，使用時須慎重
- α 受體阻滯劑降壓效果確定，對糖代謝無影響，長期應用可改善脂代謝，減輕前列腺增生病人的排尿困難，但可引起體位性低血壓，伴植物神經病變。老年人慎用，注意首劑效果

3. 降脂治療，控制體重

糖尿病是動脈粥樣硬化的重要獨立危險因素之一。冠心病的發病率和死亡率與血漿膽固醇密切相關。他汀類是降血脂類藥物，除降低膽固醇外，還包括穩定斑塊、恢復內皮細胞功能、抑制血小板血栓形成、抑制炎症等獨立於降脂以外的作用，進而改善血液流變學，明顯預防糖尿病腎小球基底膜增厚，降低尿蛋白排泄 。

4. 替代治療

尿毒症症狀出現較早，故應適當提早開始透析治療。一般透析指徵為內生肌酐清除率在 15～20ml/min 或血肌酐達到 445μmol/L ，伴有明顯胃腸道症狀高血壓和心力衰竭不易控制者可提前開始透析。血肌酐數值是進行透析的主要指標，並不是唯一的指標，有時臨床症狀更為重要。

糖尿病腎病引起的慢性腎衰，使用血液透析和腹膜透析治療，患者的長期生存率相近。比較兩種透析方法，血液透析較有利於血糖的控制，但不利於心血管併發症的控制，且常因血管病變，用於透析的動靜脈內瘻的建立較困難；而腹膜透析時較難控制血糖，但心、腦血管影響小，且無需建立動靜脈內瘻。

5. 糖尿病患者為何血糖變得容易控制？

一些患者本來血糖難以控制，後來忽然血糖變得容易控制，甚至不用服用降糖藥血糖都維持正常。這種情況究竟是怎麼回事？請看以下醫案。

醫案

糖尿病腎病自發性低血糖

患者男性，56 歲。糖尿病史有二十多年。三年前開始出現水腫，經中西醫治療後水腫能消除，但時常反覆，且十分倦怠、面色差，小便泡沫明顯增多，血糖常偏高。最近半年檢查血糖則多在正常範圍內。醫生及患者均很高興，認為血糖終於正常了，但後來卻常出現心悸、冒冷汗、四肢冰涼，且胃口變差。某早上忽然大汗淋漓、胸悶心慌，服用糖水後才緩解，遂到醫院檢查，提示腎功能下降至只剩餘原來的五分之一左右。

【評述】患者長期血糖控制不理想，易導致腎損害。患者出現水腫、尿有泡沫，估計已經出現糖尿病腎病。當患者無其他原因突然出現血糖容易控制，甚至出現低血糖症時，需考慮腎功能已經嚴重下降。在整個病程中，均應及時進行檢查並按時調整治療方案，以免貽誤病情。

患者整個治療過程不夠規範，是導致出現糖尿病腎病及腎衰竭的一個重要原因。

胰島素經腎滅活（inactivated），當腎功能衰竭時胰島素滅活減少，使其半衰期延長，造成胰島素在體內積蓄，令血糖變得容易控制，甚至可能發生低血糖症。糖尿病腎病患者，如果突然出現血糖容易控制，甚至不用降糖藥血糖也正常者，不要盲目樂觀，要注意是否出現腎功能衰竭，或腎衰能加重。

中醫治療

糖尿病患者一旦出現蛋白尿，提示病情已進入臨床期，病機多為本虛標實。本虛是指脾腎氣陰兩虛，標實是指濕、濁、瘀諸病邪阻於腎絡，終致正衰邪實，陰竭陽亡。

1. 辨證治療

糖尿病腎病的中醫辨證分析較多，也有一些規範化研究。如有研究[19]以辨證分為六種類型，如肝腎陰虛，脾腎陽虛，心腎陽虛及腎陽虧虛、水濕內停，陽虛水泛、濁毒上逆，肝腎陰竭、虛風內動等六型。中華中醫藥學會糖尿病分會制定的《糖尿病腎臟疾病中醫診療標準》比較全面，[20]但由於糖尿病腎病是一種複雜而嚴重的疾病，尤其是疾病後期，患者往往因各種併發症而尋求西醫治療，因此本標準在臨床很多情況下未必用得上。

筆者早期的研究團隊曾探討糖尿病腎病的臨床分期：

糖尿病腎病的病機是燥熱陰虛，日久耗氣傷陰，致氣陰兩虛；病情持續發展則陰損及陽，可出現陰陽兩虛；後期則出現陽衰濁毒瘀阻，病變過程中又每多夾瘀血。臨床辨證可分燥熱陰虛、氣陰兩虛、脾腎氣或陽虛及陽衰濁毒瘀阻等。強調中醫辨證治療的重點應為早期。糖尿病腎病發展到晚期，病情嚴重多變，常需配合西藥降壓、利尿、抗感染等。[21]

二型糖尿病且多經西藥降糖治療人士，陰虛燥熱證逐漸減少，隨着病程的延長，陽虛水濕證卻逐漸增多。辨證基礎上配合辨病治療仍有重要意義。糖尿病腎病的常見分型舉例：

- **氣陰兩虛型**

多屬糖尿病腎病早期，蛋白尿不多。倦怠、口乾。舌紅，或淡紅，苔薄黃，脈沉細。

【治法】 益氣養陰

【方藥】 生脈散合六味地黃丸加減

人參（另燉）10 克，麥冬 15 克，五味子 10 克，山茱萸 15 克，淮山 20 克，茯苓 15 克，生地黃 10 克，丹皮 12 克。

- **肝腎虧虛型**

多為糖尿病腎病臨床期，蛋白尿較多。倦怠、神疲乏力、頭暈耳鳴、腰膝酸軟、尿頻、尿濁。舌質淡紅或舌紅體瘦，苔薄黃或少苔，脈沉細或數。

【治法】 補益肝腎

【方藥】 參芪地黃湯合二至丸加減

黃芪 30 克，黨參 15 克，山茱萸 15 克，淮山 20 克，茯苓 15 克，枸杞子 12 克，生地 10 克，黃精 12 克，何首烏 12 克，丹皮 12 克，旱蓮草 15 克，女貞子 15 克。

- **陰陽兩虛、濕濁瘀阻型**

多為糖尿病腎病晚期，面浮肢腫，面色㿠白，神疲乏力、氣短懶言、腰膝冷痛、怕冷，或手足心熱，咽乾，虛煩難眠。大便時乾時稀、舌體胖大，有齒痕。舌苔白或膩或濁，脈沉細無力。

【治法】 陰陽雙補，祛濕泄濁化瘀

【方藥】 真武湯合五苓散加減

白芍 10 克，附子（先煎）9 克，肉桂（焗服）3 克，生薑 5 片，白朮 10 克，人參 15 克，茯苓 12 克，豬苓 12 克，山藥 20 克，三七 3 克

上述各種證型，如兼見如下情況，可進行加減治療。

如有瘀血，證見舌色紫暗，舌下靜脈迂曲，瘀點瘀斑，脈沉弦澀。配合活血化瘀，加桃紅四物湯加減。

如氣虛明顯，證見倦怠特別明顯，加黃芪 60 克。

如脾胃虛弱，證見納呆、便溏、舌淡苔薄白，脈細。加麥芽、雞內金各 25 克。

中藥治療糖尿病腎病研究頗多，更多的是採用複方治療。如有學者應用小四五湯治療糖尿病腎病取得較好療效，該研究用張仲景《傷寒論》的小柴胡湯、五苓散及宋代《太平惠民和劑局方》之四物湯，三方組成有脾腎雙補、攻補兼施、陰陽相濟的特點，可行氣祛瘀，升清降濁。觀察表明，小四五湯具有改善腎內血流動力學異常的作用，並可藉以減少尿蛋白的排泄，延緩糖尿病腎病進程。同時小四五湯具有降血脂和降低血黏度的作用，這些作用在一定程度上可阻止腎小動脈硬化。[22]

2. 辨病治療

有學者對於糖尿病腎病蛋白尿主張在辨證的基礎上加用白

花蛇舌草 30 克，川斷 10 克，黃芪 60 克。[23] 以下有兩種中藥及一種中藥製劑被認為對糖尿病腎病有效用。

- 冬蟲夏草

一般觀點認為，冬蟲夏草對於糖尿病腎病有一定的作用，蟲草菌製劑在降低二型糖尿病腎病尿蛋白、減輕腎小球濾過等方面有一定的效果。[24] 但多數研究均為動物實驗，更鑒於蟲草昂貴，並非所有患者都能承受，故多建議服用人工培植的蟲草製劑。

- 雷公藤

研究表明，雷公藤對糖尿病腎病患者的腎小球、腎小管均有保護作用，能夠減輕局部的炎症反應，降低蛋白尿，保護腎功能，且可改善糖尿病腎病患者的脂質代謝及免疫功能狀態。[25] 但雷公藤本身有一定的腎毒性，臨床須慎用。

- 黃芪注射液

黃芪注射液治療多用於早期糖尿病腎病，顯示治療後，微球蛋白和尿白蛋白的排泄率均顯著下降 [26]

預防與調養

糖尿病腎病是糖尿病的繼發性疾病，因此預防糖尿病腎病關鍵在於合理控制血糖。

- 糖尿病腎病的飲食治療原則為充足的能量供應，總能量應

該達到每天 35kcal/kg

- 限制鈉鹽，根據血鈉水平和浮腫程度調整，一般每日應少於 6 克；伴有水腫、血壓升高時每日應少於 2 克；伴心衰時則每日應少於 1 克

- 必須選擇優質蛋白，主要包括蛋類、牛奶、魚、肉類等，並根據腎功能酌情增減，避免食用含高膽固醇和高飽和脂肪酸的食物，腎功能不全時應採取優質低蛋白飲食

過去曾認為慢性腎功能衰竭不宜食用豆製品的説法逐漸得到澄清，植物蛋白，尤其是大豆蛋白質，在延緩慢性腎病進展的獨特作用進一步受到重視。不少研究結果顯示，大豆蛋白和亞麻子具有延緩慢性腎病進展的作用。[27] 另外，糖尿病腎病患者仍需要根據具體情況合理運動，又不可過量。

預後與隨診[28]

糖尿病腎病的預後與血糖、血壓、血脂及尿蛋白控制情況密切相關。

糖尿病腎病的隨診過程中，需十分重視基礎治療，如戒煙、限酒或戒酒，合理控制飲食及適量運動等，以達至控制血糖、血壓、血脂、蛋白尿、體重等目標，從而延緩腎衰進展，減少併發症與合併症等目標。

十、乙型肝炎病毒相關性腎炎

乙型肝炎病毒（簡稱乙肝病毒）相關性腎炎（Hepatitis B Virus Associated Glomerulonephritis, HBV-GN）是指乙肝病毒直接或間接誘發的腎小球腎炎，經血清免疫學及腎活檢免疫熒光所證實，並除去與肝、腎兩種疾病無關、同時存在系統性紅斑狼瘡等其他病因而引起的肝腎病變。

乙肝病毒相關性腎炎臨床表現有多種，主要表現為腎炎、腎病綜合症等，多在進一步分析腎病變，並進行腎穿刺病理活檢後獲得明確診斷，部分患者可發展至終末期腎功能衰竭。大多數患者肝功能正常，一些患者可合併慢性遷延性肝炎、慢性活動性肝炎、肝硬化及暴發性肝炎等。

病因

乙肝病毒相關性腎炎的發病原因並不十分清楚，但普遍認可以下三個觀點：

- 乙型肝炎病毒抗原與抗體複合物致病
- 乙型肝炎病毒感染導致自身免疫性疾病
- 乙型肝炎病毒直接感染腎臟致病

其機制可能為循環免疫複合物沉積、上皮下原位免疫複合物形成、自體免疫損傷或病毒直接感染腎臟組織等因素有關。

診斷

有乙型肝炎病史或已是乙型肝炎表面抗原（HbsAg）的數年攜帶者、半年前感染急性肝炎者、有輸血者、在尿檢中發現蛋白尿或腎功能受損等人士，應該考慮本病。常見症狀包括肝病和腎病的症狀。如

腎臟：蛋白尿、血尿、腎功能受損及水腫、腰痛、高血壓等。

肝臟及全身症狀：倦怠、乏力，食慾不振、腹脹、右上腹疼痛不適，伴有急性肝損害時可有黃疸等症狀，並可出現肝脾腫大等。

1989 年北京乙肝病毒相關性腎炎座談會建議，試用下列三條標準作診斷：

- 血清乙肝病毒抗原呈陽性
- 腎小球腎炎，並除外狼瘡性腎炎等繼發性腎小球疾病
- 腎病理切片找到乙肝病毒抗原，此點為最基本條件，缺此不能診斷

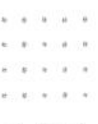

鑒別

要與其他原因導致的蛋白尿、血尿相鑒別。

除了實驗室檢查蛋白尿、血尿等表現外，部分患者可有肝功能異常及轉氨酶升高等，HBsAg、乙肝核心抗體（HBcAb）及乙肝 E 抗原（HBeAg）多為陽性，並可出現低補體血症，如 C_3 下降。而 IgG 、 IgA 增高者，提示病變處於病變活動狀態。

西醫治療

乙型肝炎病毒相關性腎炎臨床可能出現以下三種情況：

- 肝炎病毒是否複製
- 肝功能是否正常
- 腎病變是否活動等

治療方面則須要評價以上三種情況，然後根據不同的情況採用不同的方案治療：

- 如有肝炎病毒複製，應該給予積極的抗病毒治療，並避免使用激素和抑制劑
- 如果出現肝功能異常，則需要保肝治療
- 如果腎病變嚴重，則需要在評估之下考慮是否使用免疫抑制治療。如出現腎病綜合症等情況，在血清乙肝病毒複製指標（如乙肝病毒 DNA 等）呈陰性時，可以考慮應用免疫抑制治療，

但須密切監測乙肝病毒複製指標及肝病變。一般情況下可使用黴酚酸酯（又稱驍悉，Mycophenolate mofetil, MMF）聯合甲潑尼龍、拉米夫定（Lamivudine）治療，有一定的療效

曾觀察以上患者使用黴酚酸酯聯合甲潑尼龍、拉米呋夫定，治療乙型肝炎病毒相關性腎炎，結果表明所有患者治療後，未出現明顯肝腎功能損害、骨髓抑制等不良反應。

中醫治療

乙肝病毒相關性腎炎中醫治療以辨證為主，總體治療目標包括控制肝炎活動、控制病毒複製以及治療腎病。

1. 辨證治療

本病的病理特點為正虛與毒侵，屬於本虛標實的證候，不同時期其表現不同，要根據具體情況進行辨證治療。

本虛多為氣陰不足、脾腎氣虛、脾腎陽虛或肝腎不足。標實多為水濕、濕濁、濕熱瘀阻或肝鬱氣滯。針對本虛，多採取益氣養陰、健脾益腎或補益肝腎。針對標實或可配合溫陽利水，化濕清熱解毒、活血通絡及疏肝解鬱理氣等。生脈散、參芪地黃湯，或腎氣丸合茵陳五苓散等為常用的處方。

2. 辨病治療

針對肝炎病毒可在辨證基礎上選用白花蛇舌草、半邊蓮、七葉一枝花等抗病毒藥物；對於免疫功能低下者可在辨證基礎上，加用具有增加免疫功能的黃芪、女貞子、淫羊藿等藥。

預防及調養

- 避免乙肝病毒感染及及時合理治療慢性乙型肝炎，及提高慢性乙型肝炎患者的體質，是預防乙肝相關性腎炎的關鍵
- 對於乙肝相關性腎炎患者，在飲食方面宜清淡，多吃新鮮蔬菜和水果。忌辛辣、肥膩、厚味之品。戒煙酒。特別是肝功能不正常的情況下更要注意
- 低鹽飲食，特別是已並發有有高血壓、水腫者
- 注意休息，適當運動，避免勞累
- 積極預防感染，避免使用腎毒性和肝毒性的藥物，以免加重病情
- 注意飲食衛生，特別是如有口腔破損或潰瘍者，飲食時務必使用公筷，以免交叉感染

預後與隨診

乙型肝炎病毒相關性腎炎的預後與其病理有一定相關。膜性腎病病理改變者預後較好，而膜增生性腎炎病理改變者預後不佳。此外，還與抗病毒治療的效果、患者的體質狀態以及蛋白尿的控制情況等有關。

在隨診過程中，須要定期檢查尿蛋白、肝炎病毒複製情況及檢查肝功能和腎功能等。

醫案 茵陳蒿湯合六味地黃丸治療慢性乙型、丙型肝炎及腎病綜合症

患者男性，55 歲，2014 年 2 月 26 日首診。2014 年 1 月 20 日感冒後出現左下肢水腫，小便泡沫多。後出現右下肢水腫、腹部水腫、陰囊水腫及全身水腫。入院檢查，西醫認為乙型及丙型肝炎影響腎臟導致水腫。檢查顯示肝功能指數升高，血清白蛋白明顯下降，大量蛋白尿，符合腎病綜合症表現。並檢查乙肝病毒複製嚴重。建議腎穿病理活檢後考慮給予類固醇治療。由於患者有凝血機制障礙，曾因拔牙或皮膚外傷多次出血不止，心有餘悸，入院後檢查仍提示凝血功能差而未能進行腎穿檢查。無病理結果，西醫認為無法使用免疫抑制劑。故患者轉診中醫。另檢查膽固醇升高，血壓偏高。服用利尿、降脂及降壓藥等。

刻下全身水腫，腹脹如鼓，小便泡沫異常增多。大便調，胃口尚可。昨天開始全身皮膚出現泛發性皮疹，右前臂皮膚、頸部皮膚及軀幹部分皮膚瘙癢紅疹明顯。舌紫暗，苔黃稍厚，脈沉細弦。

【診斷】水腫，尿濁，臌脹，風瘙癢

【辨證】脾腎虧虛，濕熱瘀阻

【治法】健脾補腎，化濕清熱活血通絡

【處方】茵陳蒿湯合六味地黃湯加減

茵陳 10 克，梔子 10 克，大黃(後下)3 克，地膚子 7 克，白鮮皮 10 克，黨參 15 克，白朮 10 克，苦參 7 克，牡丹皮 10 克，山茱萸（製)12 克，地黃（熟)10 克，半枝蓮 12 克，白花蛇舌草 12 克，茯苓 15 克。

【飲食調護】清淡飲食，避免過油、過鹹等食物。注意皮膚清潔，避免感染。避免熬夜，戒煙戒酒，避免進食辛辣刺激食物

【治療經過】患者治療過程，水腫難以消退，後加用葶藶大棗瀉肺湯等加強利水治療。總體上以補脾腎，清熱化濕為主，配合祛濕止癢、疏風活血等。藥物選擇方面還根據病情選用大飛揚、垂盆草、葉下珠等。有時藥物的藥量則加大，如白花蛇舌草有時用到 30 克。

至 2014 年 6 月 10 日第 10 診時，患者水腫逐漸消退。至 9 月 15 日第 15 診時患者尿蛋白改善，只在勞動後出現蛋白尿。至 2015 年 1 月 14 日第 22 診，患者尿蛋白持續轉陰。至 2 月 4 日第 23 診，患者病情持續穩定，無水腫、尿無泡沫，全面復查腎功能、

肝功能，小便常規等均正常。病告穩定，囑每週服藥4劑。繼續觀察，注意避免勞累，避免外感，定期復查

【評述】患者有乙型肝炎及丙型肝炎等病史，現出現水腫。臨床高度懷疑乙型肝炎病毒相關性腎炎，但在沒有腎穿病理結果之下，西醫免疫治療沒有依據，難以用藥。

患者選擇了中醫治療，中醫根據患者的症狀特點診斷為水腫，辨為脾腎虧虛，濕熱瘀阻，因此方可選茵陳蒿湯劑六味地黃丸合方加減。

從辨病治療角度出發，乙肝腎的發生與乙型肝炎病毒感染有關，因此在治療中，清除體內乙肝病毒，防止腎臟繼續受損是治療本病的關鍵，故選用茵陳蒿湯加半枝蓮、白花蛇舌草等；乙肝及其相關性腎炎的發生、發展、轉歸與機體免疫反應關係密切，選用六味地黃丸為主，效果頗佳。此說明中醫對於一些疑難疾病也能發揮一定作用。

十一、過敏性紫癜性腎炎

過敏性紫癜（Allergic Purpura, Henoch-Scholein Purpura）又稱紫癜，是一種以全身性小血管損害為主要病理基礎的臨床綜合症，常侵犯皮膚、胃腸道、關節和腎臟。兒童時期尤以學齡前兒童較多見，亦見於成人。

過敏性紫癜性腎炎（又稱紫癜性腎炎，Henoch-Schonlein Purpura Nephritis, HSPN）是紫癜最嚴重的併發症之一。常表現為鏡下血尿，少數表現為血尿合併蛋白尿，甚至腎病綜合症。部分成人表現為急進性腎炎，個別患者尿常規無異常，僅表現為腎功能減退。

病因

本病病因尚未明確，可能與感染和變態反應有關。

• 感染：部分病例起病前 1~3 週有感染，最常見的是上呼吸道感染（非特異性或鏈球菌感染），其他如衣原體、水痘病毒、麻疹病毒、腺病毒、甲肝病毒、乙肝病毒及寄生蟲等。

- 過敏：一些病例起病前有藥物過敏（抗生素、磺胺、異煙肼、水楊酸鹽等）或食物過敏（奶類、魚蝦、蟹等）。
- 其他：也有報道指發生於接種疫苗或昆蟲螫咬之後等。

診斷

過敏性紫癜出現前或有上呼吸道感染、進食魚蝦、服用藥物及接種預防疫苗等。患者多先有皮膚黏膜紫癜、關節疼痛、腹痛、便血等腎外表現，繼而出現蛋白尿、血尿等腎臟損傷的表現。

如果過敏性紫癜病程發生六個月內，出現血尿和（或）蛋白尿，需要考慮為本病。檢查血小板，出血、凝血時間往往正常，IgA、IgG 常升高，而補體多屬正常。臨床有孤立性血尿型、孤立性蛋白尿型、血尿和蛋白尿型、急性腎炎型、腎病綜合症型、急進性腎炎型和慢性腎炎型。

鑒別

- 單純性皮膚紫癜應該與其他原因所導致的紫癜相鑒別
- 與關節痛鑒別，本病關節痛為非遊走性、無局部發紅、發熱等現象
- 腹痛為主要表現者應該與其他疾病導致的腹痛相鑒別

西醫治療

- 一般治療：急性期應注意休息，積極找尋和去除可能的過敏原或感染灶，選用敏感的抗生素

- 飲食控制：從最基本的澱粉類食物開始分類食用，找出過敏原，避免食物引起的過敏反應。使用激素治療後，機體的致敏狀態逐漸解除，再逐漸增加蔬菜。腹型過敏性紫癜，嘔血嚴重及便血者，應暫禁食，給予止血、補液等治療，待症狀緩解後再給予稀粥、麵條等易消化食物

- 抗過敏治療：可選用抗組胺藥物

- 血小板抑制劑和血管擴張劑：可聯合應用血小板抑制劑如阿司匹靈等與血管擴張劑如鈣通道阻滯劑，如硝苯地平等，減輕血管炎症造成的組織損傷

- 抗凝療法：對於病情危重或重症者可選用凝血酶抑制劑，如肝素等。或使用尿激酶靜脈衝擊療法

- 激素及免疫抑制劑：可考慮使用中等劑量激素，配合環磷醯胺等免疫抑制劑治療，一般總療程為三至四個月。用藥期間要定期檢查血常規、肝腎功能

中醫治療

中醫認為紫癜性腎炎是由於先天稟賦特異，或外感風邪，或過食燥熱、葷腥動風之品，或因藥物過敏，以致風熱相搏，邪毒鬱而化熱，擾動血絡，迫血妄行，外溢肌膚則為紫癜發斑；內滲於裏，迫於胃腸中焦，氣機不通則腹痛頻作、便血；氣隨血脱則耗血傷氣而成瘀，氣血循行不暢，瘀滯於關節之脈絡，不通則痛，則關節疼痛。

1. 辨證治療

血尿、蛋白尿是紫癜性腎炎的主要症狀，其原因主要是營血熱盛，迫血妄行；或陰虛火旺，損傷血絡；或瘀熱內盛，阻滯脈絡；或脾氣虧虛，攝血無力所致。紫癜性腎炎臨床上以血尿為主的，一般多見於氣虛或濕熱。少數表現為血尿合併蛋白尿的，多數屬腎氣虧虛，可按照血尿或尿濁進行辨證治療。

臨床常見的證型有熱傷血絡型、氣虛血溢型、氣陰不足型及脾腎虧虛型等。常用治法有清營涼血、滋陰清火、活血化瘀、補氣攝血、補腎固精等法。

以腎病綜合症為主要表現者，按照不同的階段以及是否配合激素治療等情況加以辨證使用。表現為腎功能減退的患者，則必須按照中醫治療慢性腎衰的思路進行治療。

2. 辨病治療

針對病因，發病初期如有感染，可配合清熱解毒，如選用黃芩、黃連、連翹、金銀花、板藍根等。

如有過敏者，可配合桂枝、防風、荊芥、蘇葉、蟬蜕、徐長卿等。

如出現蛋白尿者，可配合菟絲子、巴戟天、紫河車、肉蓯蓉、地黃等。

如出現血尿者，可配合清熱涼血利尿藥，如白茅根、石葦、茜草、大小薊、仙鶴草等；或配合活血散瘀藥，如紅花、丹參、蒲黃、紫草等。

預防與調養

積極預防各種原因導致的過敏，及時治療過敏是預防過敏性紫癜性腎炎的關鍵。

- 食用富含營養、易消化的食品，多食新鮮蔬菜和水果
- 避免魚、蝦、蟹、奶類等易引起過敏的食物
- 不宜進食過多蛋白質。忌生冷、辛辣、煎炸、燥熱之品。如有明顯水腫、血壓升高者，宜低鹽飲食
- 戒煙酒
- 注意保暖，預防感冒，適當運動，避免勞累

預後與隨診

紫癜性腎炎雖有一定的自限性，一般情況下預後良好。兒童患者預後一般較好，但仍有部分患兒或患者病程遷延，甚至進展為慢性腎功能不全。成年起病的患者預後較差。

無蛋白尿及皮膚病變，單純鏡下血尿者預後良好；部分蛋白尿伴血尿者，也可完全康復或僅留少數尿常規異常，但易復發。併發高血壓的患者預後較差。

表現為急性腎炎綜合症或腎病綜合症者預後較差，少數可遷延或進入腎衰。病理表現差，如新月體超過百分之五十者，預後不良，病情反覆尿蛋白控制不佳，患者預後一般較差。

對病程中出現尿檢異常的患兒或患者則應延長隨訪時間，一般建議至少隨訪三至五年。

十二、尿路感染

尿路感染（Urinary Tract Infection）是常見的泌尿系統疾病，也是成年人中最常見的感染性疾病。男女老少均可發病，以女性尤其生育年齡的女性為常見。反覆不癒的尿路感染會造成腎功能損害。

病因

各種原因導致致病菌侵入尿路就有可能發生尿路感染，常見的感染方式有：

- 上行感染：絕大多數尿路感染是由於細菌由尿道口上行至膀胱，乃至腎盂引起感染
- 血行感染：一部分由於血行感染，即細菌由體內的感染灶侵入血液，通過血液到達腎臟引起感染，這種情況比較少見
- 臨近感染：臨近器官感染，如盆腔炎、結腸炎、闌尾炎等引致尿路感染，此情況甚罕見

細菌進入膀胱不是都會引起尿路感染，只有當機體防禦機能及抵抗力低時才能致病。中醫所說“正氣存內，邪不可干”，只有

正氣不足時才會致病。

尿路感染的易感因素：

一些患者反覆出現尿路感染，主要由於患者存在尿路感染的易感因素。易感因素很多，主要包括：

- 尿路梗阻，膀胱輸尿管反流、尿路畸形和結構異常、使用尿路器械（如導尿、停留尿管及逆行造影、膀胱鏡檢查等）、代謝因素及妊娠等。老年前列腺肥大、前列腺腫瘤、膀胱或輸尿管有結石、老年女性子宮及附件腫瘤壓迫等，均是造成梗阻的主要原因。糖尿病、腦血管病等神經功能障礙也會使膀胱排尿無力，尿液大量瀦留，引起梗阻性腎病，這些均可能是老年人尿路感染的易感因素
- 存在其他併發疾病，如糖尿病、慢性腎炎、腎結石、尿道口周圍炎症、婦科炎症、男性細菌性前列腺炎
- 長期使用免疫抑制劑藥物、長期臥牀的嚴重慢性疾病患者、睡眠不足抵抗力低下者、會陰局部不潔等

診斷

患者通常存在感染的易感因素。根據臨床症狀及尿液檢查，見白血球及中段尿培養發現細菌超標則可診斷為尿路感染。尿路

感染的常見症狀：

- 排尿異常：下尿路感染常見尿頻、尿急、尿痛，也可見尿失禁和尿瀦留
- 尿液異常：常有細菌尿、膿尿、血尿等，可見尿液混濁
- 腰痛：下尿路感染一般不會引起腰痛；腎及腎周圍炎症，如腎膿腫、腎周圍炎、腎周圍膿腫、急性腎盂腎炎，常引起腰部持續劇烈脹痛；慢性腎盂腎炎引起的腰痛則常為酸痛

有少數患者無臨床症狀，僅靠實驗室檢查確診，屬無症狀性菌尿。

尿路感染的檢查

- 尿常規檢查，可見白血球尿
- 如年紀大、體質弱、反覆感染的患者，需要進行尿細菌學檢查，包括：清潔中段尿培養、藥物敏感試驗及耐藥試驗
- 發燒者通常需進行血常規檢查，以判斷感染情況
- 影像學檢查，反覆感染者可進行尿路 X 線檢查，發現引起尿路感染的易感因素，如結石、膀胱輸尿管返流或尿管畸形等。靜脈腎盂造影的適應症為再發性尿路感染。如有長期反覆發作性尿路感染時，則應作排尿期膀胱輸尿管造影。尿路梗阻患者在必要時，還要作逆行腎盂造影。需注意的是，尿路感染急性期一般不宜作靜脈腎盂造影檢查，如確有必要，可以超聲波檢查代替。

膀胱炎一般病情較輕，較少出現嚴重併發症，但抵抗力差者可造成其他併發症。嚴重的尿路感染可能出現腎乳頭壞死、腎周圍膿腫、腎盂腎炎併發感染性結石、革蘭氏陰性菌敗血症等。

鑒別

- 反覆出現上尿路感染並有乏力、低熱等症狀，須要與腎結核相鑒別
- 如腎盂腎炎出現蛋白尿、水腫等，須要與慢性腎炎相鑒別
- 男性尿路感染要與前列腺炎相鑒別

對於明確的尿路感染則要對感染部位進行分類與鑒別。

尿路感染可分為上尿路感染和下尿路感染。上尿路感染包括腎盂炎、腎盂腎炎、腎膿腫、腎周圍炎。下尿路感染包括尿道炎、前列腺炎、膀胱炎。

根據有無尿路功能或解剖上的異常，分為複雜性尿路感染和非複雜性尿路感染。當尿路系統存在解剖、功能異常或有腎外伴發病時，反覆或持續發作的尿路感染，將嚴重損害腎功能並可危及生命。這種情況稱為複雜性尿路感染。

表 2.16　複雜性尿路感染的基礎因素

解剖異常	如梗阻、結石等
功能異常	如有腎功能衰竭等
腎外合併症	如合併糖尿病或濫用含非那西汀的止痛藥物等

西醫治療

輕微感染但體質強者可不須抗生素治療。嚴重尿路感染則需要用抗生素治療。一般須要根據尿細菌培養結果，選用對致病菌敏感的抗生素。如無細菌學資料，經驗用藥主要是針對大腸桿菌進行治療，所選抗生素對腎臟損害小，副作用小。

慢性尿路感染或複雜型尿路感染時可考慮聯合用藥，根據抗菌素對細菌的不同作用，應用兩種或以上抗生素產生協同作用。

抗生素治療一般不可短於兩週，膀胱炎、尿道炎療程一般需要一週，患者不要因症狀好轉而停止治療，否則更易反覆發作，形成耐藥。

中醫治療

尿路感染如果出現明顯的尿頻、尿急、尿痛等症狀，臨床上可參考中醫“淋證”進行辨證論治。

1. 辨證治療

淋證多因膀胱濕熱、脾腎兩虛、腎陰虧耗、肝鬱氣滯等導致膀胱氣化不利，而導致小便頻急澀痛；若濕熱之邪犯於腎可見腰痛；若濕熱內盛、正邪相爭可見惡寒發熱等，如熱傷血絡可見血尿。一般來說，淋證初起，多屬實證；日久不癒，可轉為勞淋，以虛證為主或虛實兼夾。

- **急性尿路感染**

多數表現為下焦濕熱證。

【證候】 小便頻急不爽，尿道灼熱刺痛，尿黃渾濁，小腹拘急，腰痛，惡寒發熱，大便乾結。舌紅苔黃膩，脈滑數

【治法】 清熱利濕

【方藥】 八正散加減

一些兼有利尿作用的抗菌中藥，如車前子、半邊蓮、茵陳、萹蓄、瞿麥等，可增加尿量沖洗尿道，使細菌容易排出而不易在尿道中繁殖，另一方面亦發揮抗菌作用。

中藥八正散是治療淋證比較常用的方劑，臨床用藥之時，在一派苦寒抗菌藥中，最好加入具有芳香健脾的抗菌中藥如厚朴、木香等，這些藥物既抗菌，又健胃，有一舉兩得之妙。

- **慢性尿路感染**

纏綿不癒或反覆感染者，屬於複雜性尿路感染。這些患者多數有尿路感染的易感因素，如尿路結石、梗阻、囊性腎病、尿路結構異常、膀胱輸尿管反流或神經源性膀胱等，去除患者的易感因素十分重要。

複雜性尿路感染中，一部分患者由於抵抗力低或併發其他疾病，甚至屬真菌性尿路感染，必須進行適當檢查，詳細分析，合

理治療。

中醫認為，正氣不足是造成尿路感染反覆不癒的主要原因，重視扶助正氣進行治療，主要根據患者陰、陽、氣、血不同方面的虛損情況，分別採用益陰、助陽、補氣、養血的治療方案，扶正祛邪是治療原則。

上尿路感染如腎盂腎炎，可以沒有尿頻、尿急、尿痛等症狀，但是可能會出現發熱、腰酸等不適。此類患者通常可見兩種證型，陰虛濕熱證和陽虛濕熱證。

陰虛濕熱證：尿頻不暢，解時刺痛，腰酸乏力，午後低熱，手足煩熱，口乾口苦。舌質紅，苔薄黃，脈細數。治以滋陰清熱，利濕通淋。方以知柏地黃湯加減。

陽虛濕熱型：證見尿頻不適，淋漓不盡，尿黃，腰酸怕冷，口乾口苦。舌淡見齒痕，脈沉細。方可用附子薏苡仁敗醬草湯加減治療。

如久病經中醫或西醫治療後，病情得以緩解，尿急、尿頻、尿痛等症狀減輕或消失，僅表現為口乾，腰酸，小便稍有不暢、尿有餘瀝、小腹不舒，微脹或脹痛等，為濕熱未盡，氣陰虧虛。可用清心蓮子飲加減治療，常用藥物有黃芪、黨參、石蓮子、茯苓、麥冬、車前子、地骨皮、白茅根等。

2. 辨病治療

慢性尿路感染，在沒有熱證表現時應選用非寒涼抗菌中藥，如厚樸、木香、烏梅、白芷等；對於體虛、免疫功能低下者可選用具有補益作用的抗菌中藥，如黃芪、黃精、山茱萸、金櫻子、女貞子、當歸、白芍等。對於一些長期使用廣譜抗生素及營養不良的患者，應注意真菌感染的可能，黃精、知母、黃柏、黃連、丁香、木香對真菌有效。有不潔性活動史者，還要注意支原體、衣原體感染的可能，黃柏、白芷、地膚子、大黃、甘草、板藍根、魚腥草、旱蓮草等對支原體、衣原體有一定效果。

預防及調養

• 清淡飲食，多飲水、勤排尿。在日常生活中宜清淡飲食，養成多飲水，勤排尿的良好衛生習慣，注意保持小便清，避免憋尿

• 注意會陰衛生。如女嬰應在大小便後及時更換尿布，洗滌會陰和臀部。避免盆浴；大便後擦拭肛門，應從前而後，避免將肛門污物帶到尿道口

• 女性在月經、妊娠及產褥期需要特別注意個人衛生，避免游泳

• 儘量避免侵入性檢查及治療，如導尿等

• 與性活動相關、反覆發作的尿路感染，應非常注意性生活的衛生情況，並在性活動後立即排尿，必要時需要服用抗生素

預防

- 積極治療引起尿路梗阻的因素，如尿路結石、前列腺增生、包莖等
- 積極治療感染性因素，如扁桃體炎、皮膚感染、膽囊炎、盆腔炎、前列腺炎、齲齒感染等
- 在飲食方面，如果病人臨床上有濕熱表現者，如口乾、口苦，大便硬者，平時可配合玉米、薏苡仁等煲湯；也可配合車前草、白茅根等涼茶；而有脾虛表現的，如倦怠，口淡、納呆者，煲薏苡仁、山藥等以健脾利濕

預後與隨診

尿路感染對於年輕人來説一般預後良好，但反覆感染可能造成梗阻性腎病，影響腎功能。

老年人尿路感染有時尿急、尿頻、尿痛等症狀並不明顯，或只感到下腹不適、輕度腰痛、低熱、全身無力、食慾下降等非特異性症狀，因此容易漏診。一些患者會出現夜尿增多、遺尿、尿失禁或尿瀦留等，有的會引起全身性感染，甚至導致敗血症預後較差。老年人的尿路感染在治療方面要特別慎重，尤其是使用腎毒性藥物，用藥劑量、方法、療程要適當，防止損害腎臟。

妊娠時尿路感染的治療與一般尿路感染相同，但一些有毒副

作用或影響妊娠的中藥便不宜使用，過於苦寒的中藥也不宜。

尿路梗阻合併感染除了應用抗感染中藥外，更要找出梗阻原因改善情況。

醫案 益氣養陰補腎法治療反覆尿路感染

患者女性，58 歲。2014 年 7 月 3 日首診。患者於 1993 年捐腎一個。近 2~3 年來，反覆出現尿頻、尿急、尿痛，甚至尿血，在醫院進行檢查診斷為“尿路感染”。每次發作均服用抗生素，一般有效，但常復發，平均 2~3 週發作一次。平時倦怠乏力，腰膝酸軟，納食可，大便調，無血壓升高。膽固醇稍微升高。睡眠一般，夜尿 2 次左右。口乾，口苦。舌淡紅，苔黃稍厚，脈細。

【診斷】勞淋

【辨證】氣虛，腎陰虧虛，濕熱內阻

【治法】益氣，滋腎陰，清濕熱

【處方】二至丸加味

白茅根 20 克，蘆根 20 克，金蕎麥 25 克，黃精 12 克，墨旱蓮 15 克，女貞子 10 克，茯苓 15 克，黨參 20 克，石葦 10 克，黃芩 10 克，鳳尾草 15 克。每日 1 劑，翻煎，日服 2 次

【飲食調護】清淡飲食，避免熱氣、辛辣刺激之品；同時避免寒涼食物。注意休息，勿過勞，勿熬夜

【治療經過】服藥後感覺小便暢順，患者每週就診一次，二診時，在上方基礎加杜仲（鹽)12 克，續斷 12 克，益智仁 15 克，五指毛桃 20 克以加強補腎益氣。

患者於 2014 年 7 月 17 日及 8 月 21 日分別再發尿路感染，服用抗生素 5~7 天後症狀消失。其餘時間均無異常。患者就診過程有時出現睡眠不好等情況，給予隨證加減。

至 2014 年 9 月之後，尿路感染無再發，中藥改為每週 5 劑，每 2 週左右就診 1 次；至 12 月後，病情穩定，中藥則改為每週 4 劑。至 2015 年 1 月 29 日第 17 診，患者未有尿路感染發作，無須服用抗生素，改為每週服中藥 3 劑，每月就診 1 次。病告穩定。

【評述】女性反覆尿路感染是臨床常見多發病。西醫多採用抗生素治療，短期確能收到效果，有的患者也能獲得完全控制。但有些患者，由於抵抗力差，或有其他易感因素，仍常常復發。有的長期使用抗生素容易產生耐藥性或嚴重的副作用。

本病屬於本虛標實之證。病患者過往捐腎之後體質轉弱，常有乏力倦怠、舌淡脈細等，屬於氣虛無疑；又有腰酸酸軟、口乾、脈細等證候，乃腎陰不足表現。另有口苦，舌苔黃厚等證為濕熱之證。

治療方面要審證求因，標本兼顧，扶正祛邪，益氣、滋腎養陰治其本，清熱祛濕治其標。同時注重分階段用藥，如急性期則強化清熱化濕，兼以固扶正氣；如病情穩定時則以扶正為主，並參考辨病用藥，適當加入清熱解毒之藥。取得了超過半年以上無尿路感染發作的良好效果。此表明辨證用藥對反覆性尿路感染有較好的作用。

十三、尿路結石

尿路結石（Urinary Calculus）是腎結石、輸尿管結石、膀胱結石及尿道結石的總稱，為臨床常見病、多發病。許多尿路結石可沒有症狀，尿路結石病例大多通過腎超聲波檢查或腹平片檢查而發現結石；一些患者則因腰腹部疼痛、尿血、感染等症狀，進一步檢查而發現。一些尿路結石患者由於沒有明顯的臨床症狀而被漏診。

病因

尿路結石的病因雖較複雜，但經系統檢查分析，一般能查明原因。根本原因是尿液的晶體濃度升高，以及尿液或尿路的理化因素改變，如尿 pH 值過低、尿路有異物、堵塞等原因造成尿液瘀積，晶體沉積。腎結石形成的具體原因如下：

- 局部原因——尿路機械性梗阻，感染和有異物，如長期放置尿導管、支架等
- 全身原因——亦稱新陳代謝紊亂，包括腎小管病變、酶的紊亂等，均是結石發生的基本原因

• 尿液晶體濃度升高——各種原因所造成的高血鈣、高尿鈣、尿酸結晶及藥物結晶等沉積於腎，都容易造成腎結石。造成尿液晶體濃度升高的原因還與飲食有關，如攝入過多的鈣，大量草酸鹽，如大量攝入蘆筍、番茄、漿果、可樂、草莓、菠菜等，或腸病時過量的細菌把甘氨酸分解為草酸，過量食用維他命 D、維他命 C、嗜甜、嗜鹹等均易致草酸結石；嗜食肉類等亦易致尿酸結石。此外，攝取太多脂肪、糖分、蛋白質等，都是誘發腎結石的主要原因

• 環境及個人因素——飲食習慣、氣候乾燥、水質、高溫、日照期長的條件下，如果飲水不足，容易使尿液濃縮，易於長成結石。腎結石多發生於青壯年，尤其在高空或戶外工作人員、鍋爐工人、職業司機、外科醫生等特殊職業的人工作繁忙，生活節奏快，不能按時喝水，讓身體補充水分，導致體內水分減少，尿液濃縮，憋尿也極易引發結石病

90% 以上的結石都是含鈣結石，尤其是草酸鈣結石；5%~10% 則為尿酸結石。反覆尿路感染者易致磷酸鹽結石。一些地區，如石灰岩地帶常飲用硬水的人也較容易得尿路結石

診斷

過往可能有排小沙粒或結石的病史，或平時少喝水。常見的

症狀為腎絞痛、血尿、尿閉、尿頻、尿急、尿痛等症狀。通過腎超聲波、腹部平片、靜脈腎盂造影或 CT 等檢查，能進一步明確結石的部位、大小及是否有其他合併症。

尿路結石常見的併發症為感染和梗阻。

鑒別

尿路結石須要與膽囊炎、膽石症、闌尾炎、卵巢囊腫扭轉、宮外孕及腰椎疾病等相鑒別。

此外明確了尿路感染後，還要對結石的部位進行鑒別：

1. 上尿路結石（腎臟、輸尿管）：疼痛和血尿是上尿路結石的重要症狀；其他還包括：噁心、嘔吐等消化道症狀；膀胱刺激症狀；如有感染，可有畏寒、發熱等症狀。雙側上尿路結石或獨腎上尿路結石導致梗阻，可出現無尿，若未能及時處理可出現尿毒症症狀。體徵包括季肋點、上輸尿管點、中輸尿管點壓痛；肋脊點、肋腰點壓痛。尿常規實驗檢查顯示，可有鏡下血尿，如伴感染時可有膿尿。

2. 下尿路結石（膀胱結石、尿路結石）：

膀胱結石方面，排尿中斷為其典型症狀，尿痛，放射至陰莖頭部；排尿困難和膀胱刺激症狀。尿道結石會出現點滴狀排尿及尿痛，尿瀦留、尿道口流血，前尿道結石可通過觸診發現。

西醫治療

1. 一般治療

大量飲水使每日尿量達到 2,000~3,000 毫升。為了保持夜間尿量，睡前飲水，睡間起牀排尿時再飲水。大量飲水利尿可使細小的結石排出體外。稀釋尿液可使結石增長的速度減緩，避免結石手術治療後復發。對於併發感染者，大量尿量有助引流，有利於感染的控制。

2. 體外衝擊波碎石治療

腎結石最大的危害是有可能日後造成腎積液，最後導致腎功能損害。腎結石須及時治療，採取何種形式需要根據具體情況而定，如內科保守治療無效，結石較大者可考慮體外衝擊波碎石治療。

不同部位的碎石治療

• 腎結石：一般腎盂結石的碎石治療效果良好，對於腎鹿角形結石應分次碎石，從腎盂開始盡可能保持尿路通暢，避免石階形成，腎結石衝擊波能量不宜過大，時間不宜過長，兩次碎石間隔時間應多於一週，腎盂輸尿管連接部位比較狹窄，應避免碎石治療。石階為進行碎石治療後，大量碎石屑堆積於輸尿

管生理狹窄處近端，形成石串狀

- 輸尿管結石：輸尿管結石分為上中下三段。只要輸尿管結石遠端無病理性狹窄，不影響結石排出，均可進行體外衝擊波碎石。結石在不同部位，碎石時要採取不同體位，目的是避開骨骼對衝擊波傳導的干擾，如輸尿管陰性結石可採用在腎盂輸尿管造影劑下顯示碎石。輸尿管下段應注意與靜脈鈣化石相鑒別
- 膀胱尿道結石：無尿道嚴重狹窄的情況時，均可使用體外衝擊波碎石。治療可經膀胱鏡碎石，或膀胱切開取出結石
- 尿道結石：分為前尿道結石和後尿道結石。前者以器具擠出、鈎出、鉗出腔內碎石；後者則將結石推入膀胱，再按膀胱結石方式處理

體外衝擊波碎石治療的禁忌症

使用體外衝擊波碎石，多數可讓結石患者免除手術之苦，而獲得滿意的效果。但是以下情況應慎用體外衝擊波碎石。

- 有全身出血性疾病
- 嚴重心血管病變，心功能不全且不能有效控制
- 妊娠婦女
- 尿路結石、遠端輸尿管有器質性梗阻、結石粉碎後不能順利排出體外。或患側腎沒有功能，不能產生足夠尿流，使結石排出體外

碎石常見的臨床併發症

碎石術後常見併發症有疼痛、皮膚瘀斑、血尿及感染等，嚴重者甚至出現腎破裂。對於腎臟畸形、有長期高血壓的腎結石患者，要注意腎周血腫的發生，一旦出現以上症狀應立即臥牀休息，進行抗炎治療，必要時以手術清除血腫。

大多數患者在碎石術後無需特別處理，可正常工作、生活，為促使排石可採用以下方法：

- 多飲水，增加尿量
- 配合排石，解痙藥物，如有感染，給予抗菌素治療
- 定期復查，一般碎石五至七天後，須查腎超聲波，了解碎石排出及是否出現出血等情況。要避免碎石後不做檢查，萬一腎或輸尿管梗阻將造成嚴重後果

必要時根據具體情況採用微創手術治療、經皮腎鏡碎石及開放手術治療等

- 在碎石手術後配合中藥排石治療，使結石碎片儘快排出，對減少輸尿管內碎石堆積，而引起輸尿管梗阻等併發症有重要幫助

中醫治療

尿路結石以下焦濕熱為根本病機，或夾血瘀；濕為陰邪，

久則損傷脾腎陽氣，或熱灼陰傷，而表現出氣虛或陰虛的臨床症狀。故治療應按不同的臨床表現和不同的階段進行。

早期多屬實證，治療應以實則泄之為原則，採用清熱利濕，通淋排石，活血化瘀法。病之後期則屬虛實夾雜之證，治療應以標本兼治，在利濕清熱通淋的同時，或補脾益腎，或滋陰清熱以共奏其功。

對於直徑小於 0.5 厘米的結石，可行中醫治療。中藥如金錢草、車前草、白茅根等有助於預防結石復發或增大。

1. 辨證治療

尿路結石見下焦濕熱證，腰部脹痛、牽引小腹、溲短黃，灼熱刺痛，或有血尿。口苦，舌紅，苔黃膩，脈弦數。

【治法】 清熱利濕，通淋排石

【方藥】 石葦散加減

加減如下：

- 若濕熱夾瘀常以石葦散合失笑散加減，藥用金錢草，石葦，海金沙，琥珀，赤芍，王不留行，牛膝，車前草，蒲黃，五靈脂，冬葵子，滑石等
- 若濕熱兼氣滯，證見腰腹脹痛明顯者加青皮、厚樸、烏藥等以行氣除脹止痛；若結石錮結久不移動，而體質較強者可加穿山甲、皂角刺、桃仁等以通關散結排石
- 若濕熱兼氣虛，常用石葦散合四君子湯加減，藥用黃芪，

白朮，茯苓，黨參，海金沙，石葦，冬葵子，雞內金等

- 若濕熱兼陰虛，常用六味地黃湯合石葦散加減，藥用生地黃，山藥，琥珀末，石葦，茯苓，黃柏等
- 若有腎絞痛可加用木香，烏藥，沉香，延胡索，威靈仙，枳殼等
- 若結石日久可加行氣活血的藥物，如桃仁，川芎，當歸，三棱，莪術，王不留行，山甲片，鱉甲，皂角刺，木香等

治療結石的中藥多為苦寒淡滲之品，日久易傷及人體正氣，故應注意扶正。如用核桃肉、茯苓、黃芪等健脾補腎等

名家經驗

國醫大師朱良春治療腎結石頗具特色。朱老強調根據"腎虛與膀胱濕熱"進行辨證。

【經驗方】 通淋化石湯

【組成】 金錢草 60 克，雞內金 10 克，海金沙 12 克，石見穿 30 克，石葦 15 克，冬葵子 12 克，兩頭尖 9 克，芒硝（分沖）6 克，六一散 10 克

【加減】 尿血者去兩頭尖，加琥珀末（分吞）3 克，小薊 18 克，苧麻根 60 克；腰腹痛加延胡索 20 克，地龍 12 克；發熱加柴胡、黃芩各 12 克；尿檢有紅血球者加敗醬草 18 克，土茯苓 24 克[29]

2. 辨病治療

在辨證的基礎上配合，使用具有一定溶石、排石及抑制結石生成等作用的藥物如：鱉甲片、金錢草（四川大葉金錢草）、滑石、海金沙、薏苡仁、白茅根、石葦、萹蓄、琥珀、瞿麥、車前草、懷牛膝、冬葵子、玉米鬚、威靈仙、大黃、枳殼、雞內金等。

減輕梗阻的基本處方：桑螵蛸、補骨脂、蒼朮、黃芪、熟地黃、何首烏、覆盆子、菟絲子、王不留行、牛膝。[30]

另外，中藥及針灸配合體外碎石治療，可提高排石效果，並可避免碎石後的石階形成。[31]

3. 針灸治療

針刺體穴腎俞、膀胱俞、京門、三陰交、阿是穴等。強刺激，用瀉法，不留針，每日一次。腎區局部熱敷也可減輕疼痛。

4. 針灸配合藥物綜合治療

中醫綜合治療措施治療腎結石，取得較好療效，以下可供參考。

【湯劑】 琥珀散加味：金錢草 30 克，海金砂 20 克，石葦、滑石、川牛膝、枳殼各 15 克，當歸、莪術各 12 克，琥珀 10 克，烏藥 6 克

【加減】 如腎絞痛加雞屎藤 10 克；尿頻、尿急、尿痛明顯者，加黃柏 10 克；血尿加仙鶴草 30 克。每日煎服 1 劑

【泡茶】 鬱金 30 克泡茶頻飲

【體針】 針刺體穴腎俞、膀胱俞、關元、水道。中強刺激，用瀉法，不留針，每日 1 次

【耳穴】 白芥子貼耳穴的腎、膀胱、三焦、輸尿管位置。每日服中藥後或排小便前按壓耳穴 20 分鐘，每週換白芥子 1 次[32]

預防與調養

- 飲水、勤排尿、少憋尿

一般建議臨睡前和晨起牀喝水，多飲水、勤排尿、少憋尿是避免結石的重要措施。飲水量並無固定的標準，主要參考尿量，保證每日尿量在 2,000 毫升左右。一般來説，每日飲水量以達到小便清為度，夏天出汗後必須立即補充水分。在飲水或茶中放入新鮮的檸檬片，檸檬富含檸檬酸鹽，可抑制結石形成

- 合理飲食總體上，注意飲食的均衡性，蛋白質、穀類、纖維的合理搭配，並注意低鹽、低脂、低糖等飲食方式。對於尿酸性結石應限制肉類的攝入量，特別是動物內臟；結石患者在治療期間應少吃牛肉、羊肉等。對於草酸鹽結石者，應減少高草酸食物的攝取，例如豆製品及含草酸高的食物如茶、菠菜、芹菜、竹筍、番茄、葡萄、咖啡、李子、橘子、馬鈴薯等食

品，尤其在晚餐塵盡量避免。磷酸鈣結石應該減少高磷食物的攝入，如乾果類、高蛋白類等。睡前一般不應喝含鈣高的牛奶

- 適當運動

對於已經有結石的患者，可根據結石的具體情況，配合運動，如結石比較小的，並且沒有腎積水的年輕患者，可以簡單的跳躍、跑步、上下樓梯及跳繩等運動，促進結石的排出

- 戒煙，避免飲酒

- 體質不虛者可以服用利水中藥，有助減少結石的發生。亦可煎服白茅根、車前草、金錢草當茶飲

預後與隨診

腎結石治療後常有復發的傾向，需要定期復查。在隨診過程需要注意如下情況：

- 如果體檢發現腎結石，應該及時復查，了解腎結石的大小、形狀以及是否併發腎積液等

- 對於小的腎結石，如小於 0.5 厘米以下者，可考慮用中藥排石等治療，對於較大的結石，服藥方法通常難以排出，但也不絕對，不同體質的患者可能有不同的效果。如結石較大且形態如三角形、鹿角形，或位於下盞，或伴有積液者，應考慮碎石等治療手段

• 碎石治療對大多數腎結石者有較好的效果，但有的易復發。反覆發生腎結石，須要進行進一步檢查如血尿酸檢查等

碎石後應該及時復查，短期之內避免石階形成；由於結石常有復發傾向，因此遠期仍需要復查以了解是否再出現腎結石

• 一般來說，腎結石如果併發積液甚至梗阻，需要緊急處理；如果無併發積液，可以擇期處理

• 不管哪種情況都需要進行健康調養，改變易引起腎結石的生活習慣，防止腎結石復發。由於腎結石是尿路感染的易感因素，所以對於反覆發生尿路感染的患者，需要進行檢查以排除腎結石等

腎結石一般來說大多數預後良好，及時診斷治療，一般不至於導致嚴重後果。關鍵在於早期診斷及早期治療，避免腎積液發生。腎結石引起的問題主要在於梗阻所造成的腎積液，腎積液能導致腎功能的衰退，如長期未得合理處理，可導致梗阻性腎病，在此基礎上引起慢性腎功能衰竭，甚至需要進行透析治療。

醫案　益氣化濕助排結石

患者男性，48 歲。2013 年 10 月 7 日首診。2013 年 9 月 28 日忽然腰痛，到醫院檢查顯示，右輸尿管下段結石並導致輸尿管阻塞，腎無擴張。9 月 30 日進行碎石治療，但碎石後未能排出

碎石，見有肉眼血尿，復查放射線發現有輸尿管下段結石影共三粒，體積較前為小。同時出現腰腹部嚴重疼痛，以右腰腹疼痛為甚。西醫給予抗生素及止痛藥等。刻下腰腹疼痛不解，口乾口苦，大便偏爛，舌淡，舌邊紅，苔黃厚膩，脈滑。自腰腹痛後，出現血壓偏高，最高達到 170/100mmHg 以上。現測血壓為 142 / 90mmHg。為求及時排石，尋求中醫治療。

【診斷】 腰痛、腹痛、尿血（輸尿管結石）

【辨證】 氣虛、濕熱瘀阻

【治法】 益氣化濕清熱，涼血止血。通淋

【處方】 黃蓍 30 克，茯苓 15 克，白芍 15 克，墨旱蓮 15 克，石葦 15 克，滑石 30 克，甘草 8 克，連翹 15 克，白茅根 30 克，車前草 30 克，金錢草 30 克，海金沙（包煎)20 克，麥芽 25 克，砂仁(後下)10 克，木香(後下)10 克，雞內金 30 克，黨參 25 克。每日 1 劑

囑多飲水，勤排尿，避免進食煎炸熱氣食物。觀察血壓情況。

【二診】 2013 年 10 月 11 日，血尿停止，疼痛減輕。上方加冬葵子 15 克，製三棱、莪術各 6 克，延胡索 15 克。每日 1 劑

【三診】 2013 年 10 月 16 日，2 天前小便時排出兩粒結石，大小約 0.2~0.3 厘米。無疼痛。舌淡紅，苔黃，脈滑。血壓：140/86mmHg。復查超聲波輸尿管通暢，無積水，亦不見結石影。估計另一碎石在不經意也排出了。調以化濕清熱，加鈎藤、杜仲等補腎，並囑患者隨診，注意監測血壓

【評述】患者腰腹部疼痛，檢查顯示右輸尿管下段有結石影，輸尿管結石診斷明確，超聲波檢查未顯示腎積水，一般來說梗阻時間不長。輸尿管下段結石一般也容易排出。患者檢查明確後，可先行中醫治療，這對身體狀況比較好，因其結石不算太大，尤其是輸尿管下段的結石，服用中藥有可幫助排出。

患者進行輸尿管碎石後，結石未能及時排出，併發出血等情況。這種情況與碎石造成輸尿管損傷出血有關。

中醫辨為氣虛，濕熱瘀阻，故以益氣化濕清熱、涼血止血、通淋利水治療。患者很快止血，這時加強活血通絡之法，二診後則尿石排出。排石後患者血壓較前明顯下降，但仍偏高，需要進一步跟進，以明確診斷和治療措施。平時則需多飲水，進行定期檢查，預防結石再次發生。

十四、梗阻性腎病

梗阻性腎病（Obstructive Nephropathy, ON）是指因為尿流障礙而導致腎臟功能和實質性損害的疾病。本病可急性發生，也可慢性發生。病變常為單側性，但不少情況也可以是雙側性的。

腎盂積液通常是梗阻性腎病時的臨床發現，但如有腎內梗阻並不一定有腎盂積液。同時，許多情況特別是先天性輸尿管畸形，在檢查時可以有腎盂擴張，但不一定有腎盂積液。

病因

由於尿路梗阻，尿流障礙，腎內壓力會增高，血流減少，導致腎臟損害。同時由於壓力增加，致腎小管破裂，尿液漏入間質，使腎間質發生損害，結果造成腎小球濾過功能、腎小管濃縮尿液功能減退。

造成尿路梗阻主要原因有輸尿管本身及輸尿管以外兩大類。輸尿管本身又分為腔內梗阻、輸尿管壁障礙兩大類。

表 2.17 梗阻性腎病的常見原因

原因	病變表現
結石	為腔內梗阻最常見原因，可發生在輸尿管任何一處，但以生理自然轉折或狹窄處最多，也可在腎內的小管腔內
本周氏蛋白	在多發性骨髓瘤的部分病例中，含有大量本周蛋白，可以沉着於腎小管造成阻塞
壞死組織	部分腎乳頭壞死病例壞死的組織可以脱落造成梗阻
血塊	泌尿系統出血，形成血塊，也可能阻塞尿路
輸尿管病變	輸尿管壁本身障礙有功能性及解剖性病變兩大類。 功能性異常方面，常因運行肌不能正常運行而致，可因輸尿管縱行肌或環狀運行肌障礙，使尿液不能正常下行 解剖性病變方面包括炎症、腫瘤等所造成的輸尿管狹窄
膀胱病變	膀胱功能障礙導致尿路梗阻的原因大多為神經病源性的，可因先天性肌肉發育不全或脊髓功能障礙等引起。後天性常見於糖尿病、腦血管病變、多發性硬化症或腦退化症等
尿路以外梗阻	尿路以外造成梗阻常因生殖系統、消化系統，以及血管或後腹膜其他病變引起 女性多因子宮、卵巢等病變引起 克隆氏病或胃腸其他腫瘤可以壓迫輸尿管而導致梗阻 腹膜後病變可因炎症、腫瘤引起
前列腺病變	前列腺肥大或腫瘤常是男性發病的原因
尿路感染	有的梗阻性腎病梗阻並不完全，但因繼發感染造成局部組織滲出、水腫，炎症分泌物阻塞等可加重梗阻，變成完全性梗阻

診斷

臨床上根據症狀、病史（如外傷史、前列腺肥大病史及結石等）及實驗檢查等一般可以確定診斷。

尿液檢查時，大多數病例有少量蛋白尿、血尿及白細胞尿。如果由結石、腫瘤等引起者可能出現肉眼血尿；合併感染則可有較多白細胞。進行如超聲波檢查、腹部平片、腎 CT 或 MRI 等影像學檢查，均可測得腎臟大小以外，還可以了解是否存在梗阻及梗阻的原因。少部分特殊病例需以逆行輸尿管造影劑造影，部分急性梗阻病例經靜脈腎盂造影後，可以幫助明確病因。

常見症狀包括：

- 反覆出現尿頻、尿急、尿痛或排尿困難等症狀
- 腹部和腰部疼痛
- 腰部有腫塊
- 不明原因的腎功能損害、腎小管功能下降及高血壓
- 血尿
- 尿路感染等

鑒別

許多疾病如腰肌勞損、腰椎病變等都可能有腰酸痛等症狀，而排尿不適主要與尿路感染等有關，都需要詳加鑒別。

尿路梗阻一般分為：

• 下尿路梗阻——常為尿道狹窄或前列腺增生等

• 上尿路梗阻——膀胱三角區和輸尿管出口處肌肉增厚，可使輸尿管排尿受阻，輸尿管積水。輸尿管一側或雙側結石或其他原因所導致的輸尿管梗阻也會造成腎積水

腎積水的嚴重程度取決於梗阻的部位、程度以及發生梗阻的時間。

西醫治療

• 解除梗阻——早期及時採取合適方法解除梗阻，是治療梗阻性腎病、促進腎功能恢復的根本方法；在情況緊急或梗阻原因暫時無法去除的情況下，應在梗阻之上進行造瘺解除梗阻

• 病因治療——如結石可用衝擊波碎石方法去除結石，結核、腫瘤、神經性功能障礙等均應該採取相應的措施去除病因

• 對症治療——如果併發感染，則須要配合抗生素治療；如梗阻後所出現的多尿等情況造成水、電解質等障礙，應及時予以糾正

• 替代治療——如梗阻已造成腎功能衰竭，甚至危及生命時則需及時進行透析治療，待病情穩定後再進一步檢查，確定病因後再合理治療

中醫治療

1. 辨證治療

梗阻性腎病屬於中醫“癃閉”範疇。通常可分為膀胱濕熱、肺熱壅盛、肝鬱氣滯、尿道阻塞、脾氣不升及腎陽衰憊等證型。

舉例：尿道阻塞型

【主徵】 尿道阻塞型癃閉症常見小便點滴而下，或尿細如線，甚至阻塞不通，小腹脹滿疼痛，舌質紫暗或有瘀點，脈細澀

【治法】 行瘀散結，通利水道

【方藥】 代抵當丸

方中歸尾、穿山甲、桃仁、大黃、芒硝通瘀散結，生地涼血滋陰，肉桂助膀胱氣化以通尿閉，用量宜小，以免助熱傷陰。若瘀血現象較重，可加紅花、三棱、莪術、王不留行以增強其活血化瘀的作用。

若病久血虛，面色不華，治宜養血行瘀，可加黃芪、丹參、赤芍；若由於尿路結石而致尿道阻塞，小便不通，可加用金錢草、雞內金、冬葵子、篇蓄、瞿麥、以通淋利尿排石。各種原因導致排尿不暢，可重用川牛膝；寒濕重者加附子；腰痛纏綿者加補骨脂、肉蓯蓉。

2. 辨病治療

由於感染、結石及膀胱神經病變的原因不同，中醫治療也各有不同。對輸尿管中下段結石可以先給予保守治療，如飲水、中藥治療等。

醫案 腎結石碎石後出現輸尿管梗阻

患者男性，50 歲。一年前腰痛，經檢查提示左腎結石，遂進行體外衝擊波碎石治療，治療後患者仍時常有腰痛，但未及時進行檢查。半年後患者因為尿頻住院。入院後查血肌酐正常，腎超聲波提示左腎大量積液並令左輸尿管擴張，雙腎 ECT 檢查顯示左腎無顯影，左腎沒有功能。前來就診，諮詢中醫藥治療方法。

【評述】本例患者由於腎結石造成長期梗阻，引起一側腎功能散失。

腎結石臨床並不罕見，但總體上腎結石是屬於可以很好預防和治療的疾病，及時合理的治療可避免嚴重後果的發生。

腎結石進行碎石治療後大多數可以排出碎石，有的卻會形成石階而引起積液，有的積液有腰痛等症狀，有的沒有症狀，因此一定需要復查。

石階如不及時處理可造成腎積液，腎盂內壓力過高，腎皮質受壓，會做成腎功能損害。在臨床工作曾接診多位患者在碎石治療後出現腎功能衰竭，而需要長期透析治療者，究其原因都是在碎石治療後，石階形成沒有得到及時復查處理而起。

本患者目前存在大量腎積液，有必要進行膀胱輸尿管鏡檢查或放置導管以解除積液。但由於梗阻時間較長，即使梗阻解除後，左腎功能的恢復預計也不理想。

中藥清熱利水通淋等藥物，如車前草、金錢草、雞內金、石葦、白芍等能有效促進碎石的排出。本例再次表明，碎石後及時復查腎超聲波，可及時了解石階情況，及時採取防預措施。

預防與調養

梗阻性腎病有多種原因，在預防方面，首先要明確引起梗阻的原因，並給予病因治療，盡量解除尿路梗阻使尿路暢通。在此基礎上保護腎功能。

- 飲食宜清淡，避免進食煎炸熱氣及辛辣食物
- 如有水腫、高血壓宜低鹽飲食
- 根據梗阻情況，適量飲水，如出現完全性梗阻造成少尿或無尿，則應限水
- 虛寒型尿路梗阻可在下腹部熱敷。
- 平時應慎起居，保持精神舒暢，合理運動，預防感冒，合理飲水，保持小便通暢

預後及隨診

梗阻性腎病是可以預防的疾病，早期預防可避免梗阻發生，避免腎功能衰竭。梗阻發生後，梗阻解除的時間對預後有至關重要的作用。

一般來說，輸尿管梗阻如果一週內完全解除後，三至四個月內腎功能仍可能完全恢復，若超出一週即難以完全恢復。完全性梗阻達兩周，在解除梗阻後腎小球濾過功能有可能恢復百分之七十。如果完全性梗阻超過四週，在解除梗阻後腎小球濾過功能僅有可能恢復百分之三十，如果超出六週難再恢復，超過六週則腎功能機會完全喪失。[33]

對於不完全性梗阻，在梗阻解除後，腎功能恢復情況同樣取決於梗阻持續的時間，此外梗阻造成的腎皮質萎縮情況也是主要評估依據。

梗阻性腎病的預防在於原發性疾病的預防，如避免尿路感染、多飲水、勤排尿及防治尿路結石。已經有梗阻要及時治療，解除梗阻，防止腎功能受損。

梗阻性腎病的病因是尿路梗阻，防治梗阻是關鍵。因此，平時必須注意造成梗阻的原因，如及時檢查，及時發現結石，進行治療，防治尿路感染，及時發現和治療尿路畸形、腫瘤等。對於神經源性排尿障礙者也要及時給予治療。

在隨診過程中，超聲波等影像檢查是了解梗阻的簡單而又無創傷性的檢查。

十五、藥物性腎損害

甚麼是藥物性腎損害？

藥物性腎損害是指藥物作為致病原因所引起的一類腎臟疾病的總稱。

藥物性腎損害有多種臨床表現，病人可出現疲乏、腰痛、水腫、蛋白尿、血尿、尿量減少或增加、尿比重降低、尿鈉增多、血尿素氮和肌酐升高等。

許多藥物可引起腎損害，主要是包括：

- 某些抗菌素、部分解熱鎮痛藥、造影劑、金屬製劑及抗腫瘤藥物等
- 個別中草藥及其製劑也可造成不同程度的腎損害，如關木通，但目前已經基本不再使用
- 一些藥物引起的藥物過敏反應也會加重腎臟損害

藥物發生腎損害的機制比較複雜，很多情況下與個體的特異及藥物因素有關，同時與用藥量、用藥時間以及病人在脫水狀態下或合併用藥更容易發生藥物性腎損害。

表 2.18 引發藥物性腎損害的危險因素及機制

危險因素	機制
腎臟對藥物排泄的影響	腎血流量大，濾過多，易受藥物影響；而腎功能下降時，對有毒藥物的排泄減慢，又可傷腎
機體狀態及併發其他疾病	如脫水、肝硬化、心衰、糖尿病及感染等
年齡	老人腎功能減弱，較年輕人更易發生藥物性腎損害
藥物因素	藥物本身有腎毒性，尤其是聯合用藥時
體質	與體質過敏有關

可導致腎損害的特點

藥物性腎損害臨床類型有急性和慢性。

急性藥物性腎損害包括急性間質性腎炎、腎小管壞死、急性過敏性血管炎、急性腎衰等。磺胺類藥物，如磺胺嘧啶、新諾明等還可引起梗阻性腎病。

慢性藥物性腎損害包括慢性間質性腎炎、腎小管功能損害、腎血管損害等。

藥物性腎損害若能早期發現、早期治療，則腎臟功能可逐漸恢復。否則可致永久性腎衰竭。

表 2.19　可導致腎損害的常見西藥及腎損害特點

類別	舉例
抗生素類	頭孢菌素類 青黴素類 磺胺類 奎諾酮類 兩性菌素 B、多黏菌素類等
抗腫瘤藥物	如環磷醯胺、鏈脲菌素、順鉑、甲氨蝶呤
環孢菌素 A	
利尿劑、脫水劑	利尿劑如氫氯噻嗪、呋塞米；脫水劑如甘露醇、低分子右旋糖酐等
生物製劑	疫苗、抗毒素、抗血清
造影劑	
金屬製劑	如汞、硫酸銅、硫代硫酸鉍等
止痛藥	主要是非類固醇類消炎止痛劑
其他	青黴胺、血管緊張素轉換酶抑制劑、西咪替丁等

1. 止痛劑腎病

止痛劑腎病主要指非類固醇類消炎止痛劑引起的各類腎病變，其臨床表現類型有：

- 亞臨床型止痛劑腎損害
- 血管性腎功能衰竭

- 急性間質性腎炎
- 慢性腎病，主要指慢性間質性腎炎

各類型中以急、慢性間質性腎炎和血管性腎功能、衰竭較常見。本病與止痛劑類型有關，非類固醇類消炎止痛劑的複方製劑的腎毒性較大，可引致急性腎衰的非類固醇類消炎止痛劑包括布洛芬、萘普生、消炎痛等。

止痛劑的危險性因人而異，特別值得注意的是上消化道出血與急性腎衰可能會同時發生。

2. 造影劑對腎損害的預防

- 對於高齡、脫水、糖尿病、高血壓、心衰等病症的高危者，應儘量避免進行造影檢查。對於腎功能衰竭患者，如果血肌酐達 221 μ mol/L 以上者，禁止使用大劑量含碘放射造影劑（如螺旋 CT 及血管造影等）。含碘造影劑可引起血管強烈收縮，導致腎缺血損害
- 一般來說，進行造影檢查者均需要檢查尿常規、肝腎功能等。高危人士進行造影，應用低滲性或不含碘的造影劑，並且需鹼化尿液
- 造影前適當飲水，或靜脈補充鹽水，改善腎灌注，降低造影劑濃度
- 造影時避免使用其他腎毒性藥物，如造影時避免使用環孢素、萬古黴素、非甾體抗炎藥等。

3. 預防藥物對腎損害的措施

由於臨床檢查和治療不可避免地會選擇使用某些藥物。採取一些預防措施，能有效地減少腎損害的發生率。如：

- 用藥前應該避免低血壓或脱水，若有血容量不足，應糾正血容量後再用藥
- 腎功能不全或原有腎病患者，應根據腎功能狀態減少藥量或延長給藥的間隔時間
- 避免兩種或以上腎毒性藥物聯用，如氨基糖苷類合併頭孢菌素類
- 用藥期間應定期尿檢並監測腎功能等，如出現腎損害應及時停藥，並及時處理
- 腎炎是一種免疫性疾病，不可濫用抗生素。有的腎炎患者使用了抗生素，這通常是由於身體其他部位，如咽喉併發了細菌感染。應用不當徒增腎臟毒性，要特別注意

中藥腎毒性

中草藥一般來説比較安全，無明顯毒副反應。但一些中草藥，如關木通具有一定的腎損害，長期大量使用可導致不同程度的腎損害。

醫案

關木通排石導致生命危險

患者年輕男性，向來體健。體檢發現腎結石，自行購得大量木通煮水以利尿通淋。但藥後出現小便量少，自查閱資料後發現所購的木通為關木通，具有腎毒性。這時患者沒有入院進一步檢查治療，反而自行以高濃度鹽開水催吐，認為以催吐的方法將已喝的藥水吐出來便好了。結果患者很快出現嚴重嘔吐、少尿、水腫、昏迷等情況。

【評述】這是由於關木通引起嚴重中毒的病例。本例患者開始時使用木通利水通淋排石，但當時市場上用的大多數為關木通，關木通為有毒藥物。患者單次用藥劑量太大，出現腎損害後，採取了錯誤的救治方式而釀成嚴重後果。

1. 哪些中藥可引起腎損害？

有學者曾歸納具有腎損害作用的藥物，主要包括植物類、動物類及礦物類，詳述如下。[34]

- **植物類藥物**

馬兜鈴科馬兜鈴屬：《中國藥典》收載含馬兜鈴酸的中藥，如關木通、廣防己、馬兜鈴、天仙藤、青木香；《中國藥典》未收載含馬兜鈴酸的中藥，如尋骨風、朱砂蓮、南木香、管南香、青香藤、通城虎、鼻血雷、假大薯、白金古欖、漢中防己、蝴蝶暗消、蘿蔔防己、金獅藤、白金果欖、大葉青木香、管蘭香、背蛇生、南海馬兜鈴、凹脈馬兜鈴、川西馬兜鈴、變色馬兜鈴等

大戟科：巴豆、丟了棒

旋花科：牽牛子

菊科：蒼耳子

蘭科：天麻

馬錢科：馬錢子、鉤吻

毛茛科：烏頭、附子

苦木科：鴉膽子

楝科：川楝子

豆科：相思子、葛根注射液

衛茅科：昆明山海棠、雷公藤

百合科：麗江山慈菇

- **動物類**

斑蝥、全蠍、蜈蚣、海馬、麝香

- **礦物類**

砒石、砒霜、雄黃、紅礬、朱砂、輕粉

上述藥物均有不同程度的腎損害，患者不可自行用藥。不過除了附子、天麻、蒼耳子等部分藥物外，其他並非臨床常用藥。

2. 引起中草藥腎損害的原因

中草藥引起腎損害的原因很多，其中不按中醫原則用藥是造成中草藥腎損害的關鍵原因。如：引起廣泛關注的馬兜鈴酸腎病，主要因患者過量或長期使用關木通所致。而中醫古籍及《中藥學》中均有記載木通不可多用。《本草新編》曰：“木通，逐水氣，利小便，亦佐使之藥，不可不用，而又不可多用，多用則泄人元氣……但嫌其苦寒損胃，非若淡瀉之無害也。”

引起中草藥腎損害的常見原因如下[35]：

- 沒有遵循辨證施治和中病即止的治病原則，這是引起中草藥性腎損害的最主要原因
- 誤用藥物，如將關木通當作川木通使用
- 劑量和療程不合理，如過量服用藥物或長期應用使藥物蓄積致腎損害，部分中草藥超量服用，則會導致嚴重的腎損害
- 對藥物腎損害的危險因素缺乏了解，如高齡、腹瀉、減肥、原發性腎病和糖尿病等都是藥物性腎損害的易感因素
- 藥物製作的工藝粗糙，藥物煎製方法不當等。例如在煎藥時，部分中草藥有特殊的煎煮時間要求，有些需要久煎，否則毒性作用會增強
- 中草藥引起的過敏反應，機體特殊反應狀態下，某些中草藥可作為過敏物質，進入人體內導致全身過敏，引起局部急性過敏性間質性腎炎。其腎組織中有嗜酸粒細胞浸潤，典型病例的臨床表現為發熱，出皮疹，血尿及尿嗜酸粒細胞增多

3. 甚麼是馬兜鈴酸腎病？

曾有國外婦女服中藥減肥茶後出現慢性腎衰的例子。現已明確此病致病物質為馬兜鈴酸，由此而導致的腎病為馬兜鈴酸腎

病。含馬兜鈴酸的主要中草藥有關木通、廣防己、馬兜鈴、天仙藤、青木香、尋骨風、朱砂蓮、馬蒂蓮等。

馬兜鈴酸腎病根據臨床表現分為急性馬兜鈴酸腎病、慢性馬兜鈴酸腎病和腎小管功能障礙型。慢性馬兜鈴酸腎病患者有長期或間斷服用含馬兜鈴酸中藥史；腎小管、間質疾病表現，如輕度尿蛋白、腎性尿糖、低滲尿等。多數病者病變隱襲進展，在服藥數年後發生氮質血症；少數患者病變進展迅速，出現尿異常後半年至一年即進入尿毒症。其他表現有腎性貧血出現早，與腎功能不平衡；腎臟縮小較早，雙腎縮小可不一致；其病理表現為寡細胞型腎間質纖維化。除腎臟損害外，馬兜鈴酸尚可致癌。[36]

4. 預防中草藥腎損害的措施

中藥引起的一些不良反應，除了使用非地道藥材外，還和患者使用不當有關。不必因為個別中藥腎毒性事件，而因噎廢食。[37]

事實上，專業地使用中藥，一般不會有毒性。筆者長期大量使用中藥治療各種腎病，並未發生中藥腎毒性的案例。筆者確實也曾收治一些中藥腎毒性的案例，幾乎都是不正確用藥所致。著名腎病學家、中西醫結合專家葉任高教授生前也提到"用中西醫結合的方法治療腎病已 30 多年，並無一例發生中毒，而且效果較好，這可作為治腎病的中藥並無毒性的例證之一。"[38]

防止中藥性腎損害，首先要消除"中藥無毒"的認識，用藥要掌握適應症和禁忌症，注意控制劑量和療程合理中病即止，避免誤用和混用藥物，注意患者體質因素等。[39]

• **合理把握中藥的劑量及療程**：部分中草藥超量服用會導致嚴重的腎損害，因此避免隨意改變藥量、劑型。對有蓄積可能的藥物，應採用少量及間斷服藥的方法，減少蓄積中毒的可能；含金屬礦石成分的中藥一般排泄極為緩慢，即使一次用量也需要嚴格控制劑量，如需長期服用，即使小劑量也應注意易蓄積致腎損害。

對於已有腎功能衰竭者，由於腎衰時，藥物的代謝減慢，影響藥物的療效與毒性。使用西藥時多數需要減少劑量。[40] 而應用一些中藥，特別是附子等有毒藥物時，應根據具體情況，適當減少藥物劑量，或適當延長給藥時間。

• **把握中藥煎服方法**：如附子、雷公藤需要久煎，隨煎煮時間延長副作用亦隨之減少；而山豆根不可久煎，因山豆根隨煎煮時間越長，毒副作用會增強。用鋁鍋、鐵鍋等煎藥器具亦不當，或可增加毒性。

• **切勿道聽途說，胡亂用藥**：如民間流傳魚膽可清熱、明目，故常見報道有患者吞服生魚膽，引起包括腎功能損害在內的多臟器損害。另亦要避免使用雄黃煎煮食物的習俗等。需長期服用某類中藥或中藥製劑時，應了解所含藥效成分的排泄半衰期及其在體內的過程，避免長期不規範使用而造成中毒。

• **注意患者的年齡、性別、生理狀態**：對孕婦、老弱、兒童及過敏體質者慎用有毒中草藥。

注意藥物的過敏反應

藥物過敏能加重腎損害。一些患者使用某些藥物會有過敏反應，在臨床上需要密切注意。如別嘌醇容易出現過敏情況，通常有皮疹、皮膚瘙癢等表現，個別情況容易出現剝脱性皮炎。

註

[1] 朱良春：《中醫臨床家朱良春》(北京：中國中醫藥出版社，2001年1月第1版)，頁120~143。

[2] 國家藥典委員會：《中華人民共和國藥典》(北京：中國醫藥科技出版社，2000年(第一部)，頁494。

[3] 張喜奎、杜治琴、杜治宏：《杜雨茂腎病臨床經驗及實驗研究》(西安：世界圖書出版西安公司1997年4月第1版)，頁50。

[4] 徐大基、盧富華：〈慢性腎小球腎炎用藥〉，黃春林，朱曉新主編，《中藥藥理與臨床手冊》(北京：人民衛生出版社，2006年12月第1版)，頁591~593。

[5] 徐大基：〈參芪地黃湯和升陽益胃湯加減治療膜性腎病〉，徐大基、楊志敏主編《我們在香港做中醫•醫案輯》(香港：靈蘭閣中醫文化有限公司出版，2014年4月第1版)，頁94~96。

[6] 中華中醫藥學會腎病分會：〈間質性腎炎的診斷、辨證分型及療效評定(試行方案)〉《上海中醫藥雜誌》，2007年第41卷第11期，頁14~16。

[7] 徐成鋼、梅長林、趙海丹：〈土鱉蟲水煎劑對人多囊腎囊腫上皮細胞增殖的影響〉《第二軍醫大學學報》，2002年，23(2)，頁200~202。

[8] 徐成鋼、梅長林、葛守一等：〈中藥三棱對多囊腎囊腫上皮細胞增殖及上皮生長因子受體磷酸化的影響〉《中華腎病雜誌》，2002年，18(1)，頁38~40。

[9] 衛生部疾病控制局、高血壓聯盟(中國)、國家心血管病中心：《中國高血壓病防治指南(第3版)》(北京：人民衛生出版社，2012年)。

[10] 邱志濟、朱建平、馬璿卿：〈朱良春治療高血壓病用藥經驗特色選析〉《遼寧中醫雜誌》，2002年，29(4)，頁194~195。

[11] 譚英、蔡光先、黃江波：〈升降方治療原發性高血壓病36例臨床觀察〉《新中醫》，2009年，41(12)，頁50~51。

[12] 徐大基：《中西醫結合腎病諮詢手冊》（廣州：廣東科技出版社，2010 年 7 月第 1 版），頁 98。

[13] 徐大基：〈高尿酸血症性腎病〉，黃春林、楊霓芝主編，《心腎疾病臨證證治》（廣州：廣東人民出版社，2000 年 3 月第 1 版），頁 323~330。

[14] 同註 13。

[15] 徐大基：〈慢性腎功能衰竭〉，楊霓芝、黃春林主編，《泌尿科專病中醫臨床診治》（北京：人民衛生出版社，2005 年 2 月第 2 版），頁 590~627。

[16] 徐大基：《痛風治療與中醫調養》（香港：商務印書館，2012 年 6 月第 1 版），頁 154~237。

[17] Victor Konshin, *Beating Gout* (New York: Ayerware Publishing, 2009), p68.

[18] 王姮、楊永年：《糖尿病現代治療學》（北京：科學出版社，2005 年），頁 8。

[19] 何澤、南征、樸春麗等：〈糖尿病腎病中醫規範化治療方案研究〉《長春中醫藥大學學報》，2010 年 6 月第 26 卷第 3 期，頁 367~368。

[20] 中華中醫藥學會糖尿病分會：〈糖尿病腎臟疾病中醫診療標準〉《世界中西醫結合雜誌》，2011 年第 6 卷第 6 期，頁 548~552。

[21] 楊霓芝、李芳、徐大基等：〈糖尿病腎病分期辨證治療的探討〉《遼寧中醫雜誌》，1999 年，26(1)，頁 16~17。

[22] 羅仁、成玉斌、鍾先陽：〈"小四五湯"治療糖尿病腎病療效與 ACE 基因相關性研究〉《上海中醫藥大學學報》，2001 年，15(1)，頁 24~26。

[23] 朱世增：《祝諶予論糖尿病》（上海：上海中醫藥大學出版社，2009 年 1 月第 1 版），頁 39。

[24] 王戰健、王書暢：〈冬蟲夏草治療糖尿病腎病的作用機制研究進展〉《中國中西醫結合腎病雜誌》，2008 年 1 月第 9 卷第 1 期，頁 88~90。

[25] 趙鑫、郭兆安：〈運用雷公藤多苷治療糖尿病腎病的研究進展〉《中國中西醫結合腎病雜誌》，2009 年，10(5)，頁 463~464。

[26] 劉紅、張偉、李曙遠：〈黃芪注射液治療早期 2 型糖尿病腎病 35 例〉《山東中醫藥大學學報》，2001，25(3)，頁 202~203。

[27] 鄭法雷、尹德海：〈低蛋白飲食延緩慢性腎功能衰竭病程進展的作用〉《實用醫院臨床雜誌》，2005 年，2(1)，頁 12~14。

[28] 徐大基：《糖尿病治療與中醫調養》（香港：商務印書館，2014 年 1 月第 1 版），頁 250~285。

[29] 朱良春：《中醫臨床家朱良春》(北京：中國中醫藥出版社，2001 年 1 月第 1 版)，頁 120~143。

[30] 孫昌惕：〈腎結石〉，王海燕主編《腎病學》（北京：人民衛生出版社，1996 年 2 月第 2 版），頁 1217~1239。

31 張帆、張大亮：〈體外震波碎石結合中醫辨證治療腎結石的療效觀察〉《西部醫學》，2011 年 1 月第 23 卷第 1 期，頁 73~714。

32 李曉武、趙祖文：〈綜合療法治療泌尿系結石 48 例〉《廣西中醫藥》，1999 年，1(1)，頁 27。

33 Chisholm GD, "Pathophysiology of Obstrucctive Uropathy", *Scientific Foundation of Urology* (Oxford: Heineman Medical Books, 1990, 3rd ed.). pp59~66.

34 李平、李曉枚主編：《中草藥腎損害與中醫藥治療》（北京：人民衛生出版社，2004 年 8 月第 1 版），頁 391。

35 同註 34，頁 80。

36 諶貽璞、陳文：〈馬兜鈴酸腎病的研究進展〉《腎病與透析腎移植雜誌》，2002 年，11，頁 63~66。

37 陳輝，胡延斌：〈（徐大基訪談）中藥治腎病，還是致腎病？〉《羊城晚報》（廣州，2008 年 3 月 26 日），頁 B7。

38 葉任高：《腎病防治指南》（北京：人民衛生出版社，1998 年 10 月第 1 版），頁 29~31。

39 同註 34，頁 82。

40 汪美煜：〈腎功能衰竭時藥物的應用〉，董德長主編，《內科各系統疾病與腎臟（第 2 版）》（北京：人民衛生出版社，1996 年 2 月），頁 642~653。

第三部

慢性腎功能衰竭

一、診斷與中西治療

慢性腎衰的基本概念

慢性腎功能衰竭，簡稱慢性腎衰，是由各種原因引起的腎臟損害和進行性惡化的結果，機體在排泄代謝產物、調節水代謝和電解質、酸鹼平衡及某些內分泌活性物質的生成和滅活等方面出現紊亂的臨床綜合症。

慢性腎衰屬於中醫“虛勞”、“腎勞”、“關格”等病的範疇。

1. 腎臟的功能

腎臟在維持體內環境穩定方面有着重要的作用，具有生成尿液；維持體液平衡；排泄代謝產物和有毒物質；維持體內酸鹼平衡以及分泌、合成或降解一些物質，調節人體的生理機能。

表 3.1　常見腎功能

腎功能	正常	異常
調節體內鹽電解質	保持電解質穩定	高鉀、高鈉等
調節水分	正常排尿	水腫
調節血壓	保持血壓正常	高血壓
調節酸鹼平衡	體內酸鹼平行	代謝性酸中毒等
排出代謝廢物	血毒素水平正常	血肌酐等指標升高
激素生成	如製作紅細胞生成素	貧血
滅活激素	如滅活胰島素	低血糖
維持骨骼健康	骨營養正常	腎性骨營養不良

2. 慢性腎衰常見症狀

慢性腎衰早期可能沒有特別的臨床症狀，當病情發展，在不同的臨床階段可能出現不同的臨床表現。

圖 3.1 腎功能異常後可出現的症狀

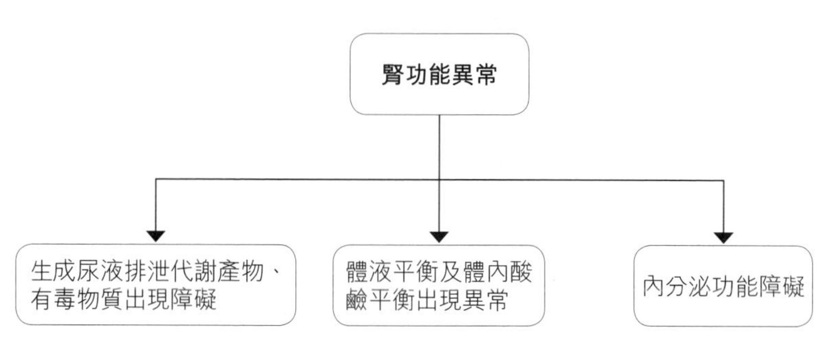

表 3.2　慢性腎衰常見症狀

系統	症狀
水代謝障礙	出現不同程度的水腫；尿量改變，有的可出現夜尿增多，或少尿，甚至無尿
電解質紊亂	由於腎臟排泄鈉能力降低，故可致高血鈉、高鉀；但在鉀攝入不足、胃腸道丟失及大量的利尿劑應用的情況下，也可出現低血鉀、低血鈉等；由於代謝紊亂還可出現低血鈣、高血磷等
酸鹼平衡失調	當腎小球濾過率下降，可出現不同程度的代謝性酸中毒
神經系統症狀	早期出現乏力、注意力不集中、記憶力減退等，嚴重者可出現震顫、昏迷等
消化系統	噁心、厭食、食慾不振為最早的症狀，嚴重者可出現口腔中有尿味
皮膚	皮膚失去光澤、乾燥、脱屑；甚至皮膚出現尿素樣物質
心血管系統	可出現心悸、氣促、胸悶等
血液系統	貧血，血小板、白血球下降，易出血等
免疫系統	抵抗力下降，易感冒等

3. 慢性腎衰的分期

表 3.3　慢性腎功能不全的傳統分期

分期		特點
一期	腎功能不全代償期	GFR 50～80ml/min，血肌酐（Scr）<177 μmol/L；可無明顯症狀
二期	腎功能不全失代償期	GFR 50～20ml/min，Scr≥177μmol/L，<442μmol/L，可出現乏力、輕度貧血、食慾減退等全身症狀
三期	腎功能衰竭期	GFR 20～10ml/min，Scr≥442μmol/L，<707μmol/L，出現貧血、代謝性酸中毒；鈣、磷代謝紊亂；水電解質紊亂等
四期	尿毒症期	GFR <10ml/min，Scr≥707μmol/L，出現明顯酸中毒症狀及全身各系統症狀

註：

❶ GFR 表示腎小球濾過率

❷ 資料參考：徐大基、楊霓芝、李奮〈慢性腎功能衰竭〉，黃春林、楊霓芝主編，《專科專病中醫臨床診治叢書 —— 泌尿科專病中醫臨床診治》（北京：人民衛生出版社，2005 年 2 月第 2 版），頁 590～627。

4. 慢性腎衰的危險因素

所有的慢性腎病都有可能發展成慢性腎衰，當中的危險因素包括：糖尿病、高血壓病、自身免疫性疾病、全身性感染、過往曾患急性腎功能衰竭等以及年齡大於 60 歲者都有潛在危機。

老年人的腎功能已減退，多種原因作用下，可促使腎功能急劇惡化。這些因素如嘔吐、腹瀉、出血或血壓波動、液體補充不足、心力衰竭、嚴重感染、高溫、濫用利尿藥物、使用腎毒性藥物等。

5. 慢性腎衰的原因

慢性腎小球腎炎是慢性腎衰的常見原因；糖尿病、高血壓是慢性腎衰的主要原因，共佔所有慢性腎衰中的三分之二。

表 3.4　慢性腎衰常見的原因

分類	病因
原發性腎病	慢性腎小球腎炎 慢性間質性腎炎 先天性多囊腎 缺血性腎病
繼發性腎病	糖尿病腎病 高血壓性腎損害 乙型肝炎病毒相關性腎炎 狼瘡性腎炎 高尿酸血症性腎病（痛風性腎病） 梗阻性腎病（前列腺肥大、腎結石等導致腎積液等） 藥物性腎損害 腫瘤性腎損害 尿路感染 慢性心衰腎損害

早期腎臟損害往往症狀不明顯，甚至沒有甚麼症狀，常被忽視。直到患者出現嚴重浮腫、血尿、血壓高時才就診。所以常有腎病朋友指很難説清自己從何時開始得病，得了腎病以後疾病又如何加重。

醫案

首次就診需進行透析治療

患者男性，48 歲。10 多年來有血壓升高，在私人診所就診服用降壓藥，平時服藥不規範，也無進行任何檢查。數年來長期感覺倦怠，以為工作疲勞並不在意。半年前小孩出世，家務繁多，感覺更累，並逐漸出現雙下肢水腫，因休息後能有所緩解而沒有就診。最近春節期間，家人給予進食補品量多，後水腫加重且不退，遂到醫院就診，檢查顯示血肌酐 1,100 μ mol/L，即進行血液透析治療。現諮詢可否純中醫治療，前來就診。

【評述】這是一位首次正式就診便診斷為慢性腎衰尿毒症，需要進行透析的一個案例。詳細分析本例，歸納出以下特點：

- 慢性腎病症狀具有隱匿性和非特異性的特點，臨床容易漏診和誤診。患者早期沒有明顯的水腫等腎病常見症狀，只有一些倦怠乏力，沒有引起足夠的重視。患者因高血壓長期就診私人診所，從來無進行尿常規等檢查，長期漏診和誤診

- 慢性腎病診斷不難，關鍵需要進行必要檢查，如有這方面的警惕，一般不會誤診

患者年輕時便有高血壓，需要考慮繼發因素，如慢性腎炎等。倦怠乏力、面色差等症狀可能是慢性腎病非特異的症

狀，需要詳細進行分析。及時檢查尿常規是發現慢性腎病最直接有效的方法

- 慢性腎衰竭不是一朝一夕形成的。腎臟有很強大的代償功能，早期慢性腎病臨床可以沒有甚麼嚴重症狀，一旦病人感覺到疲勞、水腫、貧血等各種非常明顯的症狀時，可能已經相當嚴重了

- 勞累、飲食不當等是造成慢性腎病加重的重要因素。本患者添丁大喜卻十分勞累，春節進補高蛋白飲食等，均為腎功能進展的重要因素，使原本尚算穩定的病情，忽然出現嚴重水腫，病情加重了

- 晚期腎衰、尿毒症患者需要進行必要的替代治療，如血液透析、腹膜透析等，不可單純使用中醫藥治療，但可用中醫藥配合透析療法，以提高透析效果、減少併發症等

6. 慢性腎衰的加重因素

慢性腎衰發展過程中有許多因素可加重腎衰進展，這些因素通過正確、及時的處理，可得以糾正，使腎功能得到相應改善，這些稱為腎衰的加重因素，也稱可逆因素。常見加重因素如下：

- 過度勞累：當勞倦時，病情可能忽然加重，中醫認為勞倦所傷，包括勞心、勞力、房勞等

- 感染：通常包括呼吸道感染、尿路感染以及腸道感染等

- 飲食不當：中醫認為飲食自倍，脾胃乃傷，脾胃為後天之本，不當飲食包括暴飲暴食、飲食不潔、進食污染食物、過量

攝入高蛋白飲食或含某種元素太高，如鉀、鈉，或嘌呤太高等都可能加重病情

- 情志所傷：中醫注重情志所傷對身體的影響，如：怒傷肝，喜傷心，思傷脾，悲傷肺，恐傷腎。劇烈的情緒波動可以通過血壓升高的機制加重腎損害

- 不恰當用藥和停藥對腎病加重有影響。多種止痛藥、抗生素等都有一定的腎損害，個別中藥及其製劑如關木通等製劑也會造成腎損害。過早停藥造成疾病加重或復發，而藥物過敏也會加重病情

- 併發症如激素的副作用，造成消化道出血等加重腎病病情
- 手術創傷等也可能加重腎臟負擔而加重病情
- 吸煙、肥胖、高脂血症、嚴重營養不良等
- 泌尿道梗阻：其中以尿路結石、前列腺肥大為最常見

- 血壓增高：血壓升高是腎衰最常見的症狀，同時也是加重腎損害的一個重要因素，尤其是持續過高的血壓會影響腎功能。降壓治療可以不同程度地改善腎功能

- 脫水，細胞外液丟失：如噁心嘔吐、腹瀉、過度利尿及水分攝入不足等

- 原發病進展，如狼瘡性腎炎經過適當治療，腎功能可以得以改善或逆轉

慢性腎衰的診斷

慢性腎衰的診斷並不困難，難在能否獲得早期診斷。有的腎臟患者第一次就診時已經是尿毒症晚期了，為何會出現這樣的現象？主要是腎病的隱匿性，症狀缺乏特異性，使得患者常有漏診、誤診。因此提高對該病的警惕性，定期進行相關檢查能有效做到早期診斷、早期治療的目的。

1. 慢性腎衰的診斷要點

- 症狀：慢性腎病史，如出現食慾不振、噁心、嘔吐、頭痛、倦怠、乏力或嗜睡等
- 體徵：出現不明原因的高血壓、貧血等，應考慮本病的可能。進行必要的檢查，一般可及時獲得診斷
- 檢查：慢性腎衰程度不同，其檢查結果也不盡相同。需結合病史進行判斷

患者可有不同程度的血色素下降、蛋白尿、血肌酐、血胱抑素升高等，並可出現水代謝、電解質紊亂，雙腎 B 超檢查顯示雙腎縮小或檢查腎小球濾過率下降。

2. 慢性腎衰的鑒別診斷

慢性腎衰竭的臨床表現與全身各系統器官的關係密切，腎功能檢查有助於與其他疾病相鑒別。

對於慢性腎衰竭急性加重者應注意與急性腎衰竭相鑒別。前者多有慢性腎衰史，平時有多尿或夜尿增多，呈慢性病容，貧血嚴重，有尿毒症心血管系統併發症、骨病或神經病變等。雙腎B超檢查顯示雙腎縮小。

常見併發症有消化道出血、呼吸道感染、尿路感染、心衰、腦血管意外等，臨床上需加以鑒別。

慢性腎衰的治療

慢性腎衰的治療策略為早期採用整體治療，控制病情，甚至完全阻斷其進展，力求達到臨床穩定；中期延緩病情進展；晚期則儘量防治併發症，配合透析治療，提高生活質量。

醫案

真武湯合五苓散治療慢性腎衰心衰

患者男性，52 歲，2005 年 5 月 25 日首診。患者因雙下肢水腫及氣促 4 年，加重 1 月餘就診。證見氣促不能平臥，稍微活動即感嚴重氣促，需端坐呼吸。面色黧黑，唇紫紺，雙下肢重度水腫。納呆，腹脹。眠差，二便調，夜間陣發性呼吸困難。西醫診斷為慢性腎衰、心衰，長期服用利尿藥等，但始終氣促明顯，嚴重雙下肢水腫。舌淡暗，苔薄白，脈沉。

【診斷】喘證，水腫

【辨證】腎陽虛衰，水氣凌心

【治法】溫陽利水

【處方】真武湯合五苓散加減

白朮 15 克，製附子(先煎)15 克，乾薑 6 克，甘草 6 克，豬苓 18 克，澤瀉 18 克，茯苓皮 45 克，桂枝 12 克，白芍 15 克。水煎服，首煎加水 600 毫升，煎取 200 毫升；二煎取上述藥渣再加水 300 毫升，煎取 200 毫升。所煎得兩次藥液，混合後，分 2 次服用。日服 2 次。

【飲食調護】低鹽飲食，定期檢查血生化指標等

【治療經過】患者服上藥兩劑後，覺氣促有減輕，加紅花 10 克，桃仁 10 克，丹參 15 克。囑每週服用 3 劑。2005 年 8 月 18 日患者已無氣促，雙下肢輕度水腫，面色亦不似從前暗黑，大便仍硬，上方加麥冬 15 克，地黃 15 克。8 月 25 日患者諸證改善，惟倦怠，大便硬，舌暗紅，苔黃膩。時口乾，在上方基礎上加生脈散及

玉竹，沙參。3 天服 1 劑。歷時 3 個月，諸症明顯減輕。

此後患者長期中醫複診，處方多是在上述基礎加減，有時水腫稍明顯，則加葶藶大棗瀉肺湯加減，平均每週服中藥 2~3 劑，一般情況尚好，能堅持上班。

【評述】本例是筆者於 2005 年以廣東省中醫院外派專家的身分來港短期工作時接診的一位患者。患者久病陽虛，腎陽衰微，陽虛水泛，則發水腫；水氣上凌心肺，則氣促。故治以溫陽利水之法。真武湯溫腎助陽，火旺土健水得歸壑，凌心射肺得以蠲除，喘促自平。陽虛則血行瘀滯，故見面色晦黯，唇紫舌暗，治當配合活血化瘀。經治水退口乾，陰分不足當於陽中求陰，加入生脈散益陰斂陽，剛柔相濟可防燥熱傷陰之弊。

後來筆者返回廣東省中醫院，患者繼續接受香港西醫治療，西醫治療方案基本不變，如利尿、口服抗血小板凝聚藥物等。但患者水腫反覆，面色黧黑，氣促越來越重，再就診中醫，症狀難以改善，最後患者再到廣東省中醫院腎病專科找筆者就診。在穗對患者進行詳細系統檢查，顯示其原發病為擴張型心肌病，同時合併心衰、腎衰、痛風、高脂血症等。

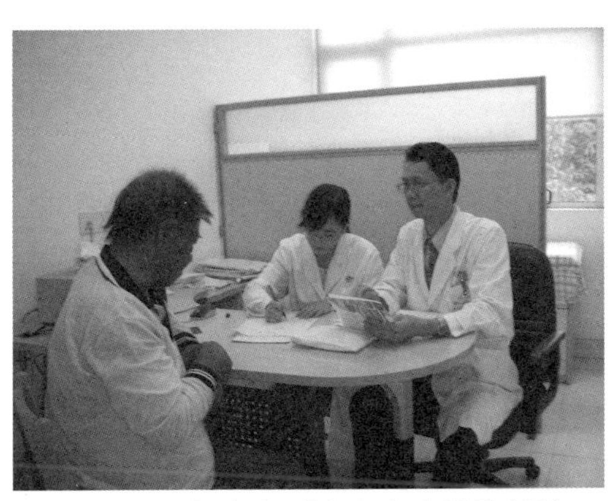

圖 3.2 2006 年患者到廣東省中醫院就診。

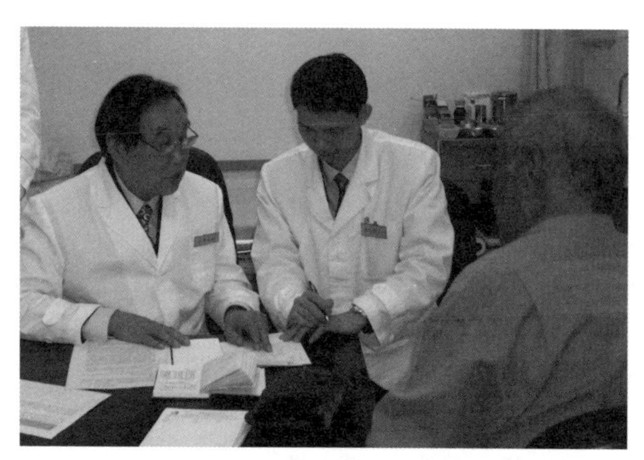
圖 3.3 2010 年國醫大師張學文教授訪港會診。

觀前醫所給藥物也不出真武、五苓之輩，唯附子等藥藥量甚大，多數在 60 克左右，並有大量人參（30 克左右）等藥。遂再按原方，給予中、小劑量附子（10~30 克）長期調理，患者病情再改善、穩定，此後患者約每月到廣州就診 1 次，直至筆者於 2008 年再到港行醫，治法基本不變，只是藥物根據具體情況稍加調整。隨訪至 2015 年 2 月，患者每週服用 2~3 劑中藥，一般情況良好，無明顯氣喘，雙下肢輕度水腫，檢查腎功能等指標與前比較，基本穩定。

中醫治療方案

慢性腎衰竭治療的最終目的是延緩病程進展，延遲進入終末期腎衰。中醫治療慢性腎病主張早期介入治療，其具體方案根據不同疾病階段而各有不同。

例如對於慢性腎衰早、中期（腎小球濾過率大於 10ml/min）

可以用中醫治療；而對於慢性腎衰尿毒症期（腎小球濾過率小於10ml/min）則應該以“西醫治療為主，中醫治療為輔”。[1] 具體治療措施包括辨證治療、辨病治療、綜合治療等措施。

1. 辨證治療

慢性腎衰辨證上多為本虛標實，寒熱錯雜。本虛包括氣、血、陰、陽的虛損，分為脾腎氣虛、脾腎氣陰兩虛、肝腎陰虛、陰陽兩虛等；邪實有濕濁、水氣、血瘀，可伴有濕濁化熱，有時兼有外邪。臨床上必須分清標本虛實，正虛邪實的輕重進行辨證治療。

扶正治則有益氣健脾補腎、溫腎健脾、滋補肝腎、補腎填髓、陰陽兩補等。祛邪治則有利水除濕、行氣利水、通腑瀉濁、活血化瘀、清熱解毒等。因脾為後天之本、氣血生化之源，脾陽的健運有賴於腎中元陽的溫煦，而腎臟之精又需後天水穀精微的滋養，而益氣滋陰之品易壅脾礙胃，因此用藥時宜顧護胃氣。臨床也可根據具體情況選用經方治療。[2]

中醫名家診治經驗

- 裘沛然教授

國醫大師裘沛然教授在長期的臨床探索過程中，總結出慢性腎炎治療簡驗方：黃芪、牡蠣、巴戟肉、黃柏、澤瀉、土茯苓、黑大豆、大棗。方中黃芪為補氣聖藥，大劑黃芪功蓋人參，其有補氣、固表、攝精、祛毒和營、利尿之功，且無留滯之弊。裘老衷仲景所謂“大氣一轉，其氣乃散”，主張黃芪一般劑量約使用30～60克。[3]

- 張琪教授經驗

筆者的導師張琪教授認為慢性腎衰在病機上強調正虛邪實，虛實夾雜；在論治方面當抓主要矛盾，分別虛實緩急。在腎衰治療的組方方面則包括辨證處方、對證處方、辨病處方、變通古方及重視脾胃的觀點。[4] 張教授認為慢性腎衰臨床上以標實為主時應以降濁為主，降濁有化濕濁、泄熱、解毒、活血諸法；以虛證為主時，必須以保元為主，保元主要以健脾補腎為主；如虛實挾雜、本虛標實，則以“保元降濁”為主。

脾腎虧虛濕毒瘀阻證

【主證】 面晄白，頭眩，倦怠乏力，氣短懶言，唇淡舌淡，腰膝酸軟，腹脹嘔惡，口中穢味，或舌淡紫苔厚，脈沉滑或沉緩等

【治法】 補脾腎，瀉濕濁，解毒活血法

【方藥】 補脾腎泄濁湯

人參15克、白朮15克、茯苓15克、菟絲子20克、熟地20克、羊藿葉15克、黃連10克、大黃7克、草果仁10克、半夏15克、桃仁15克、紅花15克、丹參20克、赤芍15克、甘草15克，水煎服。[5]

2. 辨病治療[6]

慢性腎衰除了中醫辨證治療外，中醫辨病治療包括治療原發病，消除可逆因素以及降低血中毒素（氮質血症）等。也常用中藥製劑治療慢性腎衰。

早期筆者與研究團隊曾探討由大黃、丹參、何首烏、女貞子、黃芪等組成的中藥製劑，對慢性腎功能衰竭大鼠模型的藥理及腎病理的影響，表明該製劑能改善實驗模型的腎功能及脂質代謝，並在減輕殘存腎單位的代償性肥大，減輕腎小管、間質損害及系膜細胞和繫膜基質增生等病理損害方面，均有明顯效果。[7-9]

筆者的導師黃春林教授是中西醫結合腎病研究名家，兼通中西醫結合心臟病學。黃教授認為應該充分發揮中醫辨證治療的優勢，並倡導中醫辨證基礎上的辨病治療思路。導師借鑒西醫處理方法，從減少毒素來源、促進毒素排出等方面來治療該症也取得良好效果。

保護殘存腎單位，延緩慢性腎衰進展的治法[10]

淫羊藿、黃芪、丹參、川芎、三七、何首烏、絞股藍、毛冬青、刺五加、莪術、麻黃等具有降低血清尿素氮和肌酐水平、提高腎小球濾過率、保護和改善殘餘腎單位功能的作用。補腎及部分活血中藥，如地黃、當歸、黃精、何首烏、女貞子、枸杞子、菟絲子、杜仲、三七、人參、黃芪等均具有清除自由基，保護殘存的腎組織。可在辨證基礎上選用這些藥物。

針對氮質血症用藥

包括減少毒素來源及促進毒素的排除。如用大黃可抑制蛋白質分解，促進腸道排除毒素。在使用促進毒素的排出方面有口服法、灌腸法和藥浴法等。

❶ 口服法：

長期口服大黃等中藥，保持大便通暢，減少毒素在腸道吸收，促進毒素排出。以每日 0.75~3 克為宜，水煎劑以每日 15~20 克為佳，病者服藥後通常便質溏軟，大便次數保持在每天 2~4 次，若大便次數過多，而且腹痛者，則應該將大黃的劑量稍為減少。為防止大黃的虛虛之弊，可在辨證用藥的基礎上適當配合使用大黃。

❷ 灌腸法

此法主要促進尿毒素通過腸道排出體外。適用於早期或中期慢性腎功能衰竭患者、邪實明顯而正虛較輕的患者。但是並非所有慢性腎衰患者都適合進行灌腸治療，例如痔瘡出血、腹瀉、腸道病變及心功能差不能耐受等患者。同時，此療法必須由註冊中醫進行，患者不可自行灌腸。

藥物有大黃 30 克，蒲公英 30 克，益母草 30 克，牡蠣 30 克。如陽虛較明顯可加用熟附子 20 克；如兼有便血加用地榆 20 克，槐花 15 克，棕櫚碳 15 克以涼血止血；腹脹明顯，可加用大腹皮 20 克，加水 600 毫升，煎煮至 200 毫升保留灌腸。一般每日 1~2 次。灌腸前囑患者先排便，使用的肛管要細，液量要少，壓力要低，使藥物保留在體內的時間延長，增強療效。

❸ 藥浴法

此為中醫“開鬼門”的方法，通過排汗促進毒素從皮膚排出，另通過藥浴改善血流。適宜腎衰水腫用利尿劑無效，而又不能進行透析治療的患者，及部分透析病人皮膚瘙癢者。但是血壓明顯升高者不宜。臨床應避免應用此法於合併嚴重的心腦血管、肝臟和造血系統原發性疾病患者及精神病患者。藥物包括橘子葉、生薑、柚子皮等。先將藥液煮開後，加入適量溫水於浴缸中，調節水溫（38～40℃），全身浸浴約 30 分鐘左右，達到出汗的目的。根據情況每日或每 3 天 1 次，半個月為一療程。[11] 注意此浸浴法需要在專科醫生指導下進行。

3. 綜合療法

中醫學認為人體是統一的有機整體，機體代謝產物的排除也是整體功能作用的結果。當腎功能衰竭時，從尿中排出的毒素減少，但仍能通過皮膚、腸道、呼吸等排出一定量的水分及代謝產物。

慢性腎衰病情複雜，涉及多個臟腑，一方一藥是難以解決如此複雜的病機，因此臨床主張多方位的整體治療思路。[12-13]

常採用的中醫綜合療法包括口服中藥湯劑或製劑、保留灌腸、中藥敷貼腎區、靜脈滴注或藥浴浸泡。而在綜合療法處理中留意進行優質低蛋白飲食和對症處理亦較為重要。

4. 對症治療

❶.皮膚瘙癢

慢性腎衰由於毒素排除障礙，血中毒素外泄可以導致皮膚瘙癢；已經進行透析治療的患者皮膚瘙癢也十分多見，其主要原因與血中毒素升高、繼發性甲狀旁腺功能亢進，及長期進行血液透析者可能因為血中中分子物質增多等有關。

中醫認為慢性腎衰併發皮膚瘙癢多屬血虛生風、濕毒浸淫。治法為養血疏風、滲濕止癢，方取四物湯加減治療，常用藥物有當歸、川芎、生地黃、白芍、赤芍、地膚子、白鮮皮、川萆薢、苦參、蒼朮、土茯苓、防風、徐長卿等。

還可用下方煎水 2,500 毫升，進行外洗，如能浸浴則更好。常用的外洗方為蛇床子 30 克，明礬 30 克，苦參 20 克，白鮮皮 20 克，地膚子 25 克。但採用浸浴時需要注意心血管功能情況，凡嚴重高血壓未獲得控制，心功能差等情況不可採用。

❷ 調理脾胃

脾為後天之本、氣血生化之源，脾陽的健運有賴於腎中元陽的溫煦，而腎臟之精又需後天水穀精微的滋養，而益氣滋陰之品易壅脾礙胃，因此用藥時宜顧護胃氣。中醫認為，五臟六腑皆稟氣於脾胃，脾胃一虛，諸臟皆無生氣，對於飲食不進的患者，宜先以中藥調理脾胃。

調理脾胃的目的在於使患者飲食增進，從而增加營養的攝入量，提高患者的抗病能力。

慢性腎衰患者需要服用多種藥物，保護胃氣也可減輕其他眾多的藥物對胃腸道的負擔，以及防止尿毒症所致的消化性潰瘍等。尤其是對於一般狀態差、合併營養不良、胃腸功能紊亂者，務必使其食慾開，方能加強營養。

調理脾胃常用香砂六君子湯、參苓白朮散。

在調理脾胃過程中還要注意飲食療法的重要性，久病胃氣已虛，應注意發揮食療的作用。

❸ 腎性貧血

貧血是許多疾病的一個臨床表現。由各種慢性腎病所導致的貧血，稱為腎性貧血。在慢性腎病一到五期均可併發不同程度的貧血，貧血的程度與基礎腎病和腎小球濾過率密切相關。[14] 其主要原因與促紅細胞生成素不足有關。

如果貧血的程度與腎功能下降的程度不一致，則需考慮是否合併了其他疾病。如輕度腎衰的患者出現了重度貧血，常需要考慮是否合併多發性骨髓瘤等。

腎性貧血屬中醫"虛勞"和"血虛證"等範疇。腎精氣虧虛，精不化氣生血，而致氣血兩虛，腎陽不溫脾陽，脾陽不足，化生水穀精微乏力，運化功能失常而致氣血虧虛。

在腎性貧血的治療方面，中醫多數從脾、腎入手治療腎性貧血，採用補脾益腎之法擬方治療，在改善腎貧血有一定的效果。[15]

- 腎元虧虛，精血不生：證見面色無華，頭暈耳鳴，健忘，腰膝酸軟，少氣乏力。舌淡，苔白，脈細弱。治以益腎填精，生髓養血。處方用河車大造丸加減，常用藥包括紫河車、熟地、龜板、人參、當歸、茯苓、山茱萸、枸杞子、杜仲、砂仁等。

• 脾胃虛弱，生化乏源：證見倦怠，少氣乏力，納呆，大便溏。舌淡，苔白，脈細。治以健脾益氣，養血補血。處方以補中益氣湯加減，常用藥包括人參、茯苓、白朮、當歸、黃芪、大棗、木香等。

腎性貧血的辨病治療

中藥藥理研究表明：黃芪、人參、西洋參、黨參、白朮、鹿茸、鹿角膠、阿膠、紫河車、當歸、地黃、枸杞子、巴戟天、鎖陽、淫羊藿等有刺激造血系統、增加紅細胞及血紅蛋白的作用。鹿茸、鹿角膠、阿膠、枸杞子、黨參、雞血藤、白花蛇舌草等中藥有增加網織紅細胞作用。鹿茸、人參、黨參等對腎性貧血有效。[16] 臨床可在辨証基礎上適當選用這些藥物。

醫案

中醫治療能代替洗腎嗎？

患者女性，68 歲。2013 年 7 月 24 日首診。患者有腎結石病史 30 多年，高血壓病 10 多年。2~3 年前開始出現腎功能下降。目前經常出現血壓明顯升高。檢查顯示雙側腎功能剩餘一成左右，血鉀 5.5mmol/L，血肌酐 569μmol/L。西醫建議洗腎治療。

患者就診西醫時被告誡不要看中醫，而一位老中醫又說不要看西醫。患者及家屬感到十分困惑：究竟可不可看中醫呢？看西醫進行洗腎是否會依賴透析呢？

【評述】慢性腎衰是否可以採用中醫治療？答案是肯定的。不但可以使用中醫中藥治療，更主張早期使用中藥配合治療。

由於腎衰竭是一種進展性疾病，如果早期失去良好的治療，病情會不斷進展。到了晚期，血肌酐會進一步升高，如血肌酐升高到一定指標，且臨床出現更多症狀，這時單純使用中醫中藥是不可以的。如果血肌酐嚴重升高，如上升至 707μmol/L，且有水腫、氣促、嚴重貧血等，一般情況下需及時洗腎治療。患者需要洗腎治療，是因為病情需要，並非洗腎後會產生依賴。在洗腎後，患者如有不適，仍可配合中醫治療，更好改善症狀。如患者病情已經發展到需要洗腎，單純的中醫藥療法是無效的。但在洗腎後，患者如有不適，仍可配合中醫治療，更好改善症狀。

至於個別西醫認為患者不能看中醫；而個別中醫認為患者不能看西醫，都是錯誤，其原因是多方面的，其中與知識上的缺陷及認識上的偏見有關。

西醫治療方案

1. 基礎治療

如果出現腎功能受損而導致腎功能衰竭，在腎衰早期治療的目的，主要是延緩慢性腎衰的進展、緩解症狀、降低血中毒素、防治併發症與合併症等，其主要內容包括以下幾方面：

- 治療原發病

積極控制腎臟基礎病變和病因。對於原發性腎病，如慢性腎炎等所導致的腎衰，首先需要控制蛋白尿，採取的措施包括適當的免疫治療以及血管轉換酶抑制劑等治療。對於繼發性腎病，治療過程中需要對原發性疾病進行積極治療，如狼瘡、糖尿病、高尿酸等。如果體重超標，需要控制體重。有效地控制原發病，如狼瘡能在一定程度逆轉腎功能。

- 控制併發症

在併發症方面主要包括血壓的控制等。腎病會引起一些併發症，如貧血和骨病。可用促紅細胞生成素（EPO）和鐵劑來治療貧血，並限制進食高磷食品，若進食時需服用一種稱為磷結合劑的藥物及活性維他命 D_3 等。營養不良、繼發性甲旁亢等治療。

- 治療合併症

在合併症方面包括感染、檢查並治療高尿酸血症、高脂肪血症、高血壓等。控制其他相關疾病如合併糖尿病、高血壓高尿酸血症等，這些疾病都會加重腎臟損害。因此在腎病的治療過程中同時需治療這些疾病。

尤其慢性腎衰合併心臟疾病時更要特別注意，因為腎病患者患上心臟病的危險性也會增加。控制糖尿病和高血壓對預防心臟疾病也很重要。另外，貧血、高脂血症等都會引起心臟損傷。積極治療貧血、進行降脂治療，規律運動、戒煙及藥物治療，對防治心血管合併症有重要意義。

- 消除惡化的因素

避免或消除使腎功能急劇惡化的危險因素如脱水、電解質紊亂、休克、血容量不足、嚴重高血壓、嚴重感染、心衰、尿路梗阻等。在使用藥物治療中，需要避免服用腎損害藥物，以免造成藥物性腎損害。

- 飲食療法

合理的飲食對延緩慢性腎衰的進展十分重要，主要是採取優質低蛋白飲食，配合氨基酸療法。

醫案

何時需要進行腹膜透析置管及透析治療？

患者男性，18 歲。2014 年 1 月 3 日首診。患有先天性腎病，伴有智力發育障礙，生活不能自理。3 年來逐漸出現腎衰竭，長期就診西醫，於 2013 年 11 月血肌酐升高達到 690 μmol/L，血磷 2.0mmol/L 以上。西醫要求進行腹膜透析治療，但家屬未同意，而尋求中醫治療。四診：消瘦，面色不華，智力障礙，不能配合。納食可，大便乾結，小便泡沫多，尿量正常。唇紅，舌淡暗，苔薄黃，舌根黃，脈沉細。無水腫。身高 158 厘米，體重 37 公斤。

【診斷】虛勞、腎衰

【辨證】脾腎虧虛，濕濁瘀阻，陰虛濕熱

【治療】健脾補腎，化濕降濁，養陰清熱，活血通絡

左歸丸 12 克，大黃 12 克，土茯苓 15 克，金銀花 12 克，黃芩 15 克，麥冬 15 克

配顆粒中藥，每劑分 2 天服用，每週服用 6 天，每天服 1 次。囑優質低蛋白低鹽飲食，適當喝水，避免勞累

【治療經過】患者開始時每週覆診一次，病情穩定，大便轉調。一個月後檢查血肌酐下降至 588 μmol/L。

為準備透析治療，患者已於 2014 年 2 月底進行了腹膜透析植管手術。但術後傷口久未癒合，醫院告知患者家屬，由於患者有智力障礙，未能配合護理，導致局部感染；又由於營養差難以癒合。為防止感染進展，遂拔除透析管，並告訴家人暫不透析。

2014 年 5 月 7 日，再次進行腹膜透析置管術成功，但仍未進行腹膜透析治療并堅持中醫治療，血肌酐有升有降，但多平穩，於 2015 年 1 月 29 日檢查血肌酐指數 682 μmol/L，血鉀正常。患者一般情況良好，無水腫，納食正常，病情穩定。

【評述】慢性腎衰患者的透析時期，可參考血肌酐指數。一般血肌酐在 707 μmol/L 以上時，要考慮及時進行透析治療。但血肌酐指數不是透析的絕對標準，還需參考臨床症狀，如出現水腫、氣喘、尿少等，則需及時透析。另外，如低體重或嚴重營養不良者，血肌酐指數更不能完全反映病情，應及早透析。

患者目前雖無明顯水腫、氣喘、尿少等症狀，但血肌酐較高，已達透析指針，應考慮進行透析治療，可擇期透析，而非緊急透析。在此過程中可以配合中醫治療，以緩解病情。

中醫治療慢性腎衰有一定療效，可延緩腎衰進展，推遲透析時期。

對於需進行腹膜透析治療的患者，一般建議提前進行腹膜透析置管術，以備因病情忽變而須緊急透析之用。

2. 替代治療

慢性腎衰如肌酐明顯升高，或出現嚴重的尿毒症臨床表現，經中醫及西醫進行保守治療後均不能緩解時，應考慮進行替代治療。替代療法主要包括：維持性血液透析、腹膜透析以及腎移植。

透析指徵 [17]

甚麼時候需要進行透析治療，並無絕對標準，但一般來説早期透析、充分透析對腎衰晚期患者的長期生存，以及生活質量等方面均有重要意義。目前多主張內生肌酐清除率為 10ml/min 左右，即可開始透析治療。一般來説，使用飲食療法、藥物治療等無效，腎功能衰竭繼續發展，每日尿量少於 1000 毫升者，參考以下指標可進行透析治療。

- 尿素氮（urea, Blood Urea Nitrogen）≥ 28.6mmol/L
- 血肌酐（creatinine）≥ 707.2μmol/L
- 有明顯的尿毒症症狀及水鈉瀦留（如浮腫、血壓升高、高容量性心力衰竭的徵兆）
- 併發貧血（紅細胞壓積 <15%）、心包炎、高血壓、消化道出血、骨病、尿毒症腦病等

上述只是參考指標，患者的具體情況亦十分重要。不同的原發病有所區別，如糖尿病腎病的患者要求更早進行透析。

如果患者存在比較嚴重的臨床症狀，如十分疲倦、胃口差，特別對於長期營養不良、嚴重消瘦的患者，有時雖然血肌酐不是很高，但事實上腎功能已經很差，也需要考慮及早進行透析治療。

緊急透析指徵

慢性腎衰如果病情急劇惡化，會出現嚴重氣喘、水腫、少尿甚至無尿等。在這些情況下，不可單純以中醫治療，必須進行透析治療，待病情穩定再考慮配合中醫治療。以下為緊急透析的指

徵：

- 高鉀血症，血鉀≥ 6.5mmol/L
- 代謝性酸中毒，二氧化碳結合力≥ 10mmol/L
- 急性肺水腫、左心衰

❶ 血液透析

血液透析是利用半透膜原理，將患者血液與透析液同時引進透析器，在透析膜兩側呈反方向流動，借助膜兩側的溶質梯度、滲透梯度和水壓梯度，通過擴散、對流、吸附清除毒素；通過超濾和滲透清除體內瀦留過多的水分；同時可補充需要的物質，糾正電解質和酸鹼平衡紊亂。

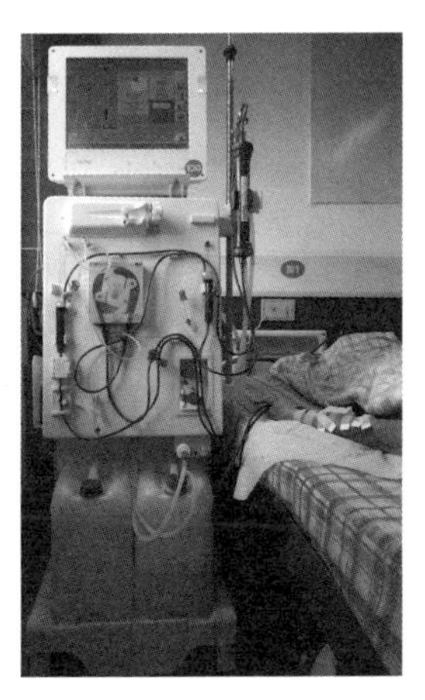

圖 3.4 正在進行血液透析治療

進行血液透析並無絕對的禁忌症，年長不是透析的絕對禁忌。但由於透析技術本身的局限以及可能產生的副作用，在以下某些情況下是暫時不適宜透析的。但當狀態改善後，有可能又適宜進行透析。

表 3.5　血液透析的相對禁忌症

- 休克或收縮壓小於 80mmHg
- 明顯出血傾向
- 重度心功能不全
- 嚴重心律失常
- 新近完成大手術
- 惡性腫瘤晚期

血液透析的優缺點

血液透析為臨床常用治法，無絕對的禁忌症。若休克狀況未糾正、心臟擴大重度心衰、重度高血壓、嚴重出血、顱內出血及高齡者，則應慎重考慮。

血液透析可清除水分、小分子物質的效果明顯，可快速緩解尿毒症的緊急併發症，可長期操作並可作為腎移植前的準備。但由於它對中分子物質的清除效果不佳，長期血液透析常造成中分子物質在體內蓄積，導致進一步症狀的出現，如體腔積液加重、貧血不能糾正、繼發性澱粉樣變等。同時對有嚴重高血壓、心腦血管病變、糖尿病晚期血管狀況差、造瘺艱難、嚴重出血傾向等情況的患者，血液透析液不太適合。另外，血液透析對保存殘餘腎功能效果差。

近年來家居夜間血液透析逐漸成為血液透析的一種治療方法。家居夜間血液透析者，在臨睡前可自行操作血液透析機，在睡眠中進行血液透析治療，自行結束療程。一般隔晚進行，每次透析時間 6~8 小時。

與傳統的透析方法比較，家居夜間血液透析的時間較長，有可能令血液中的尿毒素水平較低，減少其對身體組織器官的進一步損害。對於改善貧血、逆轉左室重塑、改善睡眠情況、改善營養狀態等都有較大的優勢。但同時亦存在一定風險，比如肝素用量增加，會活化破骨細胞，引起骨骼脱鈣，增加骨折風險。產生生物不相容性的風險也會增加，還會帶來額外的醫療費用。[18]

表 3.6　夜間血液透析與傳統血液透析的比較

透析方式	傳統日間血液透析	家居夜間腹膜透析
時間	每週 2~3 次， 每次 4~5 小時	隔晚 1 次， 每晚 6~8 小時
操作	護士	患者或家人
地點	醫院或透析中心	家居
療程的自由度	按醫院或透析中心安排	患者自行安排
飲食	限制	限制較少
放置透析設備及用品	不需要	需要

表 3.7　血液透析常見的併發症

急性併發症	慢性併發症
失衡綜合症	高血壓
低血壓	左心功能不全、心包炎、冠脈疾病
低氧血症	肺水腫、胸腔積液
心律失常	貧血
心包填塞	繼發性甲旁亢與腎性骨病
溶血	泌尿生殖系統疾病
空氣栓塞	神經系統疾病
腦出血	皮膚瘙癢
硬膜下血腫	消化道疾病、腸缺血、腸梗死、肝臟疾病及透析相關性腹水

❷ 腹膜透析

腹膜透析是利用患者腹膜的半滲透膜特性，向腹腔灌入一定劑量的生理性腹膜透析液，清除體內過多的代謝廢物和水分，糾正電解質和酸鹼失衡，維持機體內環境穩定。

腹膜透析治療的過程比較平緩，心臟負擔比較輕，而且腹膜透析對中分子物質的清除效果優於血液透析，有利於糾正貧血，故適於同時併發嚴重高血壓、心腦血管病變、糖尿病晚期、血管狀況差等患者。腹膜透析在保存殘餘腎功能方面具有良好作用，腹膜透析交叉感染低，令患者有較高的生活質量。

表 3.8　腹膜透析患者每天需要觀察的內容

日期：　　體重：　　體溫：　　脈搏：　　血壓：

次數	濃度 %	入水量	入水時間	出水時間	出水量	結餘	出水清濁度
1							
2							
3							
4							

圖 3.5 腹膜透析

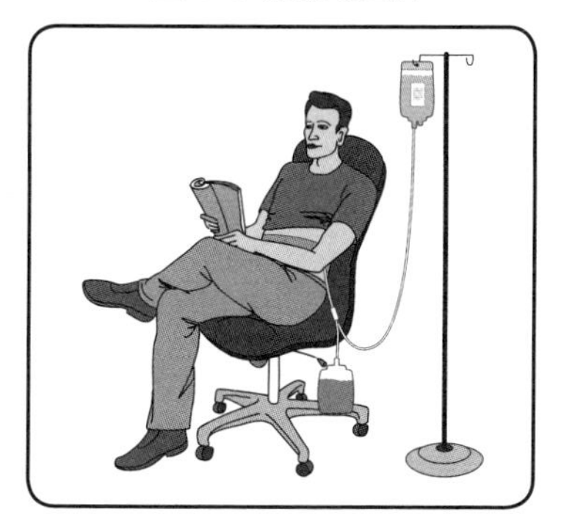

腹膜透析對水分及小分子物質的清除效果較血液透析差，不適宜作急症的處理。長期腹膜透析的缺點是可導致腹膜硬化，使透析效果下降。

腹膜透析禁忌症

儘管腹膜透析的生物穩定性比血液透析高，但在以下情況下也不適宜進行腹膜透析。

表 3.9 腹膜透析的禁忌症

禁忌症	相對禁忌症
慢性或反覆發作性腹腔感染，或腫瘤在腹膜內廣泛轉移或擴散，導致患者腹膜廣泛纖維化、黏連	疝氣（俗稱小腸氣）、新近的腹腔手術、腹部有外科引流管或新近傷口及出血傾向等
胸腹腔相通	全身血管性疾病，如多發性血管炎綜合症、全身性硬皮病、嚴重的動脈硬化症等
嚴重慢性阻塞性肺病	腹部容積減少，如妊娠、有腫瘤或多囊腎
嚴重皮膚病、腹壁廣泛感染或大面積燒傷	腸或尿路造瘺術，這兩種狀況會增加腹膜感染的危險性，應避免腹透
硬化性腹膜炎	嚴重椎間盤疾病
炎症性或缺血性腸病或反覆發作的憩室炎、腸梗阻	不能自我操控者，如患有精神病

表 3.10 腹膜透析常見併發症

併發症	原因與症狀
腹膜炎	大部分感染來自透析管道附近皮膚的出口處，臨床表現為腹痛、打寒顫、發熱、腹部壓痛、反跳痛、透析液渾濁等
引流不暢或堵塞	腹膜透析管移位、受壓或扭曲、纖維蛋白堵塞、大網膜的包裹等
腹痛	透析液的溫度或酸鹼度不當或濃度過高、透析液流入或流出的速度過快、腹膜炎等
導管口發炎	體質差、導管口局部受損，年輕患者體力勞動較多，傷口容易磨擦受損，或因衛生原因引致發炎。腹膜透析管出口要儘量避免在腰圍附近或，以免容易受磨損
腹膜水過多	腹膜水過多或出現肺水腫。
其他	如腹膜透析超濾過多引起的脱水、低血壓、腹腔出血；腹膜透析管滑脱；慢性併發症引起的腸黏連、腹膜後硬化等

腹膜透析治療晚期慢性腎衰的效果值得肯定，但不是一勞永逸的。在疾病的發展過程中，一些患者可能需要退出，不再適合繼續進行腹膜透析治療。

表 3.11 停止腹膜透析治療指徵

- 透析不充分，溶質清除不足或超濾不充分
- 嚴重的腹膜功能障礙或衰竭
- 真菌性、結核性和難治性腹膜炎等
- 成功腎移植術後或各種原因導致患者選擇停止此治療法
- 接受長期血液透析治療者

❸ 如何選擇血液透析和腹膜透析？

一般來説年齡在 60 歲以下，無明顯心腦血管併發症、無明顯出血傾向、擬行腎移植的患者，可考慮行血液透析治療。對於年齡較大、心功能較差、合併糖尿病、嚴重高血壓的患者則適合選擇腹膜透析。

由於每名患者病情的個體差異、生活條件及生活理念不同，需要醫生與患者詳細交流後，選擇一種最適合的方式治療。

表 3.12　血透與腹膜透析的優先選擇

優先考慮腹膜透析	優先考慮血液透析
• 血管條件不佳或反覆血管造瘻失敗	• 合併慢性阻塞性肺病，且反覆出現肺部感染或肺部感染難以痊癒者
• 凝血功能障礙伴有明顯出血或出血傾向	• 胃口差及嚴重營養不良者
• 殘餘腎功能較好	• 居家條件太差，無良好衛生環境
• 偏好居家治療，白天需要工作	• 腹腔新近手術者
• 居住地遠離醫院	• 自理能力太差者
• 有糖尿病腎病導致的腎衰	• 多囊腎嚴重腎腫大，腹腔容積太小者

表 3.13　血液透析與腹膜透析的優缺點比較

<table>
<tr><th colspan="2">血液透析的優缺點</th></tr>
<tr><td>優點</td><td>• 對分子量較小的物質如尿素，其清除率較高，能快速使血生化恢復正常，減輕尿毒症症狀
• 透析過程在醫院由醫生、護士監控
• 每週透析至少 3 次，每次 4～6 小時，其餘時間比較自由</td></tr>
<tr><td>缺點</td><td>• 設備昂貴，操作技術要求高
• 需到透析中心進行
• 透析時血液動力學變化大，對有心血管嚴重疾者不宜
• 血管條件要求高，糖尿病及年紀太大或太幼建立血液通路有困難者
• 不適合對使用肝素者
• 易發生透析失衡綜合症，如出現疲倦、嗜睡、無力、嘔吐、肌肉抽搐等現象
• 需要限制飲水、飲食</td></tr>
<tr><th colspan="2">腹膜透析的優缺點</th></tr>
<tr><td>優點</td><td>• 對中分子物質的清除較血液透析佳
• 對貧血及神經病變的改善較血液透析佳
• 操作簡單，不需要特殊設備
• 不需要全身應用抗凝血藥，適用於有出血傾向的透析患者
• 無體外循環，無血流動力學改變，透析過程平穩
• 無透析器和透析管路，不易傳染肝炎等血液傳染病
• 較能保護殘餘腎功能，改善透析患者的生活質量，提高生存期
• 對飲食的限制較少
• 不需動靜脈瘺，適合於血管條件差者，也免除穿刺痛苦</td></tr>
<tr><td>缺點</td><td>• 腹部必須有永久性的導管，需防止感染，游泳受到限制
• 透析治療成為每天的生活習慣
• 會有腹腔感染、腹膜炎的可能
• 體重和血中甘油三酯會增加
• 蛋白質流失
• 需有人協助治療，對於自理能力差的獨居者一般不宜</td></tr>
</table>

血液透析與腹膜透析可配合進行

很多患者朋友諮詢，究竟應該血透還是腹透？選擇了腹透，為何有時又要做血透？

其實，血透和腹透各有千秋，兩者不是對立的，而是可以互補的。在疾病發展過程中，由於病情的發展、併發症的發生等原因，有時需要進行臨時調整。目的是根據病情以最大程度減少透析帶來的併發症，提高治療效果及提高生活質量。

醫案

血透、腹透同時進行

患者女性，65 歲，因長期高血壓引起慢性腎功能衰竭，需要進行透析治療。患者首先進行腹膜透析，但在進行期間她經常因為肺部感染入院，在首年的透析過程中平均每月患肺炎 1 次，且患者沒有胃口。另因透析不充分，患者常處於水腫狀態。後來經過分析，建議患者改為血液透析，治療後胃納改善，體質轉好，在 1 年的血液透析治療過程中無肺炎發生，生活質量提高。後來患者患急性心肌梗塞，不適宜進行血液透析，再臨時改為腹膜透析。

【評述】 血液透析和腹膜透析均可作為晚期慢性腎衰的搶救治療，但各自有其優缺點，主要根據病情和患者的具體情況選用。

患者進行腹膜透析，胃口差，營養狀態不佳，還因灌水入腹引起膈肌上抬，影響肺功能，導致肺部感染常發生，另透析不充分，患者明顯水腫。此時改為血液透析取得較好效果，但後來患者出現心梗時，血透則有引起較大血液動力學改變的副作用，不利於心梗的搶救和治療，再臨時改為腹透，為患者贏得了搶救急性心梗的治療時間，最後患者轉危為安。

因此可見，腹膜透析與血液透析可以互相補充。主要按患者病情的差異決定。所以，選擇的合宜的治療方案，還要經過醫生與患者詳細交流後才決定。

❹ 中藥配合替代治療

對於採用中醫綜合療法仍然不能控制病情的慢性腎衰患者，必須進行血液透析或腹膜透析治療，如有條件者可建議進行腎移植配合使用中藥治療，改善生存質量。

透析能有效地解決慢性腎衰尿毒症患者的毒素和水鈉瀦留等問題，但由於透析的非生理性，透析過程或之後均可能產生各種併發症。兩種透析方法常併發不同程度的營養不良，營養不良是透析患者不能長期存活的主要原因之一，因營養不良導致機體免疫功能低下，頻發感染，而感染亦是透析患者死亡的重要原因。

治療這些併發症需要根據具體原因，如透析不充分，可以加強合理透析來改善。有些併發症則可配合中醫辨證施治。[17]

腹膜透析後出現低蛋白血症、食慾不振、腹痛、腹脹、腹膜炎、腹瀉、皮膚瘙癢、骨痛等併發症；血液透析後出現透析失衡綜合症、心包炎、心包積液、中風先兆、貧血、血液高凝狀態、痙攣性疼痛及瘙癢等併發症，均可以考慮採用中醫治療。[18]

早期研究以慢性腎衰血液透析患者的中醫證型進行分析，發現不論透析充分與否，其本虛以脾腎氣（陽）虛為主，標實為瘀濁內阻。[19] 健脾補腎的中藥對慢性腎衰血透患者的貧血狀態及生活質量，均有明顯的改善作用，而且該類中藥與促紅細胞生成素有協同作用。[20] 黃芪注射液能降低透析患者的感染發生率，及透析過程中的不良反應發生率，並能使血清白蛋白升高。[21]

採用中醫整體排毒療法有助減少透析併發症、減少透析的不良反應、減輕高磷狀態、提高透析充分性，能在一定程度上減少透析次數。由於低頻度透析存在較大風險，且若透析不充分，配合中醫整體排毒療法可在一定程度上降低風險。但是不主張透析頻度過低。[22]

表 3.14　慢性腎衰血液透析常見併發症的中醫治療[23]

併發症	症狀	病機	方藥
透析營養不良	倦怠乏力、納呆、面色無華。舌淡、苔薄白、脈細弱。	脾氣虧虛	八珍湯、香砂六君子湯加減
便秘	便秘或透析不充分	濕濁內阻	口服大黃及大黃製劑
皮膚瘙癢	皮膚瘙癢、脫屑、肌膚甲錯	血虛生風、濕毒浸淫	四物湯加味，常用藥物為當歸、川芎、生地黃、赤芍、地膚子、白鮮皮、川萆薢、苦參、蒼朮、土茯苓、防風、徐長卿等

透析骨痛	肌無力、酸痛及骨痛，特別以持續骨痛為主	肝腎不足，瘀血內阻	補肝腎、強筋骨、活血化瘀。常用藥物為杜仲、續斷、枸杞子、牛膝、龜甲、山茱萸、丹參等
腎性貧血	倦怠乏力，面色無華	健脾補腎	黃芪、黨參、丹參、淫羊藿、何首烏、枸杞子、白朮、當歸、大黃等

如有口渴，可含服西洋參；如胃口不好，可配合服用健脾消食藥物，如：香砂六君子湯加麥芽、雞內金等。

中藥配合腹膜透析治療在防治腹膜炎、改善低蛋白血症、改善綜合營養狀態、防治心血管併發症、改善胃腸功能紊亂及保護殘存腎功能等方面均有一定作用。[24]

影響慢性腎衰透析患者生存的因素

研究表明高血壓、糖尿病、低蛋白血症及透析不充分等，均是老年透析患者死亡的獨立危險因素。[25]

❺ 腎移植

腎移植是把一個健康的腎臟，植入患者右下腹的髂窩內。因為右側髂窩的血管較淺，手術時容易與新腎臟血管接駁。一般多選擇髂內動脈進行吻合，如果右髂內動脈管腔內出現動脈硬化、管腔狹小，術後恐血流量不足，亦可以於患者髂外動脈作吻合。

血管吻合後，放開全部阻斷血管的血管鉗，待新的腎臟供血良好，便逐層縫合腹壁，完成手術。

圖 3.6 腎移植

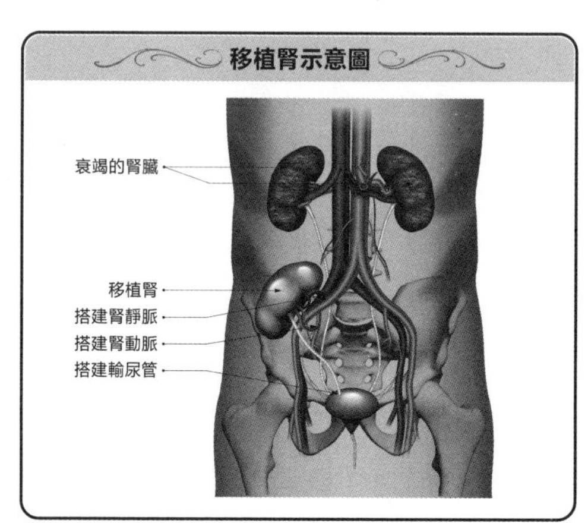

腎移植是非常複雜的手術，事前的患者大多非常虛弱，術中要經受外科手術的創傷，術後還必須使用大劑量的皮質激素和免疫抑制劑等，因此術前準備顯得非常重要，術前準備的好壞亦直接影響術後恢復和移植腎的存活。

患者首先要了解腎移植的基本知識，做好移植前的各項準備工作，包括術前充分透析、糾正貧血、改善低蛋白血症以及進行組織配型等。

一般來説慢性腎衰需要進行維持性血液透析治療的患者，年齡小於 60 歲（但年齡不是絕對），無活動性感染，心、肺、肝等重要器官無明顯損害，全身情況能忍受移植手術者，均可考慮進行腎移植治療。

表 3.15 進行腎移植手術的常見影響因素

- 整體健康情況
- 心血管疾病情況
- 癌症病史
- 心理因素
- 過度肥胖
- 肝病情況

移植方式有兩種，活體移植和屍體移植。

腎移植並非接上新腎換掉舊腎，目前的腎移植手術僅需完成健康腎植入腹腔的程序，已不主張移植前先作原有的雙腎切除，除非十分必要。所謂必要，是指原有的腎病繼續存在，會直接危害患者健康。如嚴重的腎結核病灶存在，還會向各處擴散；又如多發性鑄型結石的存在，伴發頑固的細菌感染，容易引發敗血症、腎盂積膿、腎周膿瘍等危及生命的併發症；此外，還有腎臟腫瘤、巨大的多囊腎、大量的血尿等情況，也考慮先作腎切除，復原後再做腎移植，兩種手術並非同時進行。除了上述疾病外，均不主張處理原有的腎臟。

腎移植相對其他腎替代療法，其生存質量比較高。但是移植後需要服用抗排斥藥物，以及耐受抗排斥藥的副作用。移植腎也可能出現排斥反應，而失去功能。因此不同的患者應該根據具體情況選擇最適合的治療方式。

表 3.16　腎移植的優缺點

優點	• 延長壽命 • 毋須再進行透析治療 • 有較正常的生活方式，生活質量提高 • 飲食少受控制
缺點	• 服用抗排斥藥，抗排斥藥可能有副作用 • 感染可能性增加 • 某些癌症可能性增加 • 新腎排斥、移植失敗

總體來說，移植成功率比較高，長期成功的例子與年齡無明確關係。平均移植腎存活時間在 10 年以上，活體移植比屍體移植的患者存活時間更長。當移植腎出現排斥，腎功能衰竭病人可以再進行透析治療，如條件允許仍可再考慮移植手術。

表 3.17　常見的腎移植排斥症狀

- 尿量減少
- 水腫
- 移植區域出現疼痛
- 發熱
- 倦怠、乏力
- 血肌酐水平升高

移植後的患者，在日常生活中要注意休息與合理運動，在飲食、作息、防護等方面都有特殊的注意事項。

表 3.18　腎移植患者的生活建議

• 避免進行劇烈運動，以免移植區受到撞擊，令腎受損
• 有些抗排斥藥會使皮膚易受損，應避免長時間曬太陽
• 常洗手，預防感染
• 因長期服用抗排斥藥，患者抵抗力低，應避免進食生肉類、魚類、家禽或蛋類，以免細菌感染
• 如有咽痛、發熱，異常出血等症狀，應及時就診
• 避免服用無關重要的保健品
• 避免進食楊桃，如服用環孢素或他克莫司等藥，更應避免進食柚子

移植後的中醫治療

目前沒有任何一種中藥對能夠抑制移植後的免疫反應，因此抗免疫治療仍用西藥，無需使用中藥。但移植後患者伴隨的一些併發症或合併症，就可考慮使用中醫藥療法。

如：對腎移植後出現氣血虧虛、氣陰兩虛、瘀血阻滯等證，葉任高教授的經驗建議以益氣養血、益氣補腎及活血化瘀通絡法治療。

處方可分別選用：補中益氣湯合當歸補血湯、補陽還五湯加減治療。[26]

3. 整體排毒療法

由於各種原因，對於不能使用替代療法，或不願意進行替代治療的慢性腎衰患者，可採用中醫整體排毒的舒緩方法治療。在治療期間，患者的生命質量應該放在首位。

筆者早期研究團隊曾以保元降濁八法，配合中藥灌腸及飲食療法等中醫整體排毒療法等，對不接受維持性透析的終末期腎衰患者進行治療觀察，結果表明，中醫整體排毒療法具有改善終末期腎衰患者的臨床症狀，能穩定血肌酐、尿素氮、血紅蛋白、血清白蛋白等作用，對維持終末期患者繼續生存有一定療效。[27]

註

1 徐大基、劉旭生：〈慢性腎衰竭〉，羅雲堅、孫塑倫編，《中醫臨床治療特色與優勢指南》（北京：人民衛生出版社，2002 年 11 月第 1 版），頁 202~207。

2 徐大基：〈應用經方治療慢性腎衰的探討〉《新中醫》，2003 年，35(3)，頁 3~4。

3 裘沛然：〈補氣攝精，祛毒利尿〉，單書健、陳子華、石志超主編，《古今名醫臨證金鑒：水腫關格卷（下）》（北京：中國中醫藥出版社，1999 年），頁 42~47。

4 徐大基、林啟展、陳彩鳳：〈張琪教授治療慢性腎衰的組方思路考釋〉《中醫藥學刊》2004 年，22(6)，頁 976~978。

5 徐大基、林啟展、陳彩鳳：〈張琪教授"保元降濁八法"治療慢性腎衰的學術思想探討〉《福建中醫藥》2004 年 35(2)，頁 3~4。

6 徐大基：〈慢性腎功能衰竭〉，黃春林，楊霓芝主編，《心腎疾病臨證證治》（廣州：廣東人民出版社，2000 年 3 月第 1 版），頁 265。

7 徐大基、楊霓芝、區勇全：〈尿毒康治療慢性腎功能衰竭大鼠模型的藥效學研究〉《中國醫藥學報》，1999 年，14(4)，頁 29~31。

8 徐大基、楊霓芝：〈尿毒康對慢性腎功能衰竭大鼠模型脂質代謝的影響〉《廣州中醫藥大學學報》，1999 年，16(2)，頁 148~150。

9 徐大基、楊霓芝、雷娓娓：〈尿毒康治療慢性腎功能衰竭動物模型的腎病理形態學觀察〉《福建中醫藥》，1999 年，30(6)，頁 37~38。

10 徐大基、盧富華：〈慢性腎功能不全用藥〉，黃春林，朱曉新主編，《中藥藥理與臨床手冊》（北京：人民衛生出版社，2006 年 12 月第 1 版），頁 602。

11 徐大基、劉旭生、廖平平：〈黃春林教授治療腎臟疾病經驗〉《中國醫藥學報》，

1998 年，13(增刊)，頁 424。

[12] 徐大基、孫升雲：〈慢性腎衰中醫一體化治療的思路探討〉《現代中西醫結合雜誌》，2002 年，11(20)，頁 2081~2083。

[13] 徐大基：〈中醫整體排毒療法在尿毒症治療中的作用〉《廣西中醫藥》，2002 年，25(5)，頁 1~2。

[14] 王亞平：〈腎性貧血規範化治療的新策略〉《中國血液淨化》，2012 年，11(9)，頁 472。

[15] 徐大基綜述：〈中醫治療慢性腎衰貧血的研究進展〉《長春中醫學院學報》，1999 年，15(1)，頁 58~59。

[16] 黃春林：〈抗貧血藥〉，黃春林，朱曉新主編，《中藥藥理與臨床手冊》(北京：人民衛生出版社，2006 年 12 月第 1 版)，頁 652~653。

[17] 徐大基：〈中醫藥配合血液透析治療慢性腎衰竭研究思路探討〉《中醫藥研究》，2002 年，18(5)，頁 58~60。

[18] 葉任高主編：《中西醫結合腎病學》(北京：人民衛生出版社)，2003 年 6 月第 1 版，頁 712~764。

[19] 徐大基、李奮、謝全明：〈慢性腎功能衰竭血液透析患者中醫徵候特點及透析效果分析〉《廣州中醫學院學報》，1994 年，11(4)，頁 185。

[20] 徐大基、李奮、林啟展：〈健脾補腎中藥對維持性血液透析患者貧血狀態及生存質量的影響〉《福建中醫藥》，1998 年，29(1)，頁 33。

[21] 李芳、徐大基、楊霓芝：〈黃芪注射液對維持性血液透析患者併發感染及透析過程中不良反應的影響〉《新中醫》，1999 年，31 增刊 (1)，頁 48。

[22] 徐大基、楊霓芝、吳秀清等：〈中醫整體排毒療法對慢性腎衰竭血液透析患者的作用探討〉《中國中西醫結合腎病雜誌》，2004 年 6 月第 5 卷第 6 期，頁 337~339。

[23] 徐大基、楊霓芝：〈慢性腎衰血液透析併發症的中醫治療〉，黃春林，楊霓芝編著，《心腎疾病證治》(廣州：廣東人民出版社)，2000 年 3 月第 1 版，頁 274~277。

[24] 楊洪濤：〈影響腹膜透析療效的若干因素及中藥干預對策〉《中國中西醫結合腎病雜誌》，2009 年，10(6)，頁 471~474。

[25] 劉璠娜、尹良紅：〈老年血液透析患者死亡原因分析〉《中華腎病雜誌》2012 年，28(9)，頁 725~726。

[26] 葉任高：《腎病防治指南》(北京：人民衛生出版社)，1998 年 10 月第 1 版，頁 89~92。

[27] 徐大基、楊霓芝、李芳等：〈中醫整體排毒療法對終末期腎功能衰竭的治療作用〉《廣州中醫藥大學學報》，2004 年 7 月第 21 卷第 4 期，頁 260~263，266。

第四部

慢性腎病的預防與調養

一、慢性腎病的預防

大部分慢性腎病患者可以維持正常的工作和生活方式，但應該注意在日常生活中儘量避免可能加重腎損傷的因素，比如過度勞累、飲食不節、感染、服用腎損害藥物等。

治療上，首先強調確定病因，針對不同的原因採取對因治療；其次要去除對慢性腎病進展不利的因素，如尿路梗阻、感染、吸煙等；積極控制血壓、蛋白尿等綜合治療以及根據不同的腎病階段、病理類型及發病機理，採取積極的措施。

這些措施是防治慢性腎病的一些管理措施，其中很多部分需患者改變生活方式，但並非所有患者都能做到，例如：有些患者不理解一些改變生活方式的措施，或者沒有獲得這些信息；有的則是理解了卻不接受；有的接受、認可了這些意見，但沒有實施；有的實施了卻不能堅持。

中醫的健康養生理念可以借鑒於慢性腎病的防治，以延緩其進展。中醫健康養生智慧包括順應自然、慎起居、適寒溫、調情志、節飲食、和臟腑、暢經絡、節慾保精、勞逸結合等一系列養生原則，一切調理的結果都是為了陰陽平衡。

慢性腎病的三級預防與中醫治未病原則

應用三級預防措施及中醫治未病思想，主要在於防止慢性腎病的發生及延緩其進展。

1. 一級先防

即中醫“治未病”中的“未病先防”。中醫強調良好的生活習慣，避免飲食所傷及暴飲暴食，過食肥甘厚味等容易造成高尿酸血症、高脂血症等，這些都是形成或加重腎病的重要因素。避免外感六淫，以免感染誘發腎病。

- 增強體質、避免外邪侵襲導致腎損害
- 積極干預可能產生腎病的原發性疾病，如高血壓、糖尿病、高尿酸血症等，阻斷其發生腎病的可能
- 在患者的體檢上發現一些指標異常或處於臨界值，強調合理飲食、適當運動以及必要的藥物干預等

常規體檢對慢性腎病有很重要意義。常規檢查常包括血常規、尿常規、血脂、血壓等。因為許多慢性腎病是由其他疾病演變而成的，故對一些可能導致或加重慢性腎病的疾病，及時進行防治是預防的重要環節。

如出現夜尿多、腰部不舒服或有酸脹感，尤其早晨起牀後出現眼瞼水腫及排尿異常等徵狀，要立即進行小便等檢查，對身體上出現的任何不正常情況，都必須檢查分析原因。

多種慢性腎病都有一個隱匿的過程，早期未必有明顯的臨床症狀，成人定期體檢十分重要。體檢時發現蛋白尿、血尿或高血壓等常常是慢性腎病的診斷線索。

2. 二級預防

即中醫“治未病”中的“既病防變”。此部分包括有病早治，防止疾病不斷進展，以防止併發症出現。早期診斷、早期治療對防止疾病的發展與轉變有重要意義。

譬如，腎病綜合症發生後，隨着病情逐步加重，可能出現高凝血症，甚至血栓形成等併發症。對此，應該及早使用抗擬治療，或中醫及早使用活血化瘀治療。慢性腎衰後亦容易發生胃腸道疾病，有的甚至造成消化道出血，因此及時對此進行防範，能有效防止這些併發症的發生。

腎衰一旦出現，就難以避免地進一步發展，甚至發展至尿毒症。有的病人發展得較快，有的發展則較慢。如果治療得當、調理良好，有的甚至可以達到長期穩定並無明顯的併發症。

3. 三級預防

即中醫“治未病”中的“瘥後防復”。瘥後防復是指當疾病的各種症狀剛剛消退，處於恢復期，但正氣未得復原，為防止因調養不當，導致舊病復發或出現併發症，而事先採取的防治措施。

許多腎病有復發的傾向，如系統性紅斑狼瘡常常與勞累、飲食不節、藥物等誘發；原發性腎病綜合症則易為感染所誘發，因此臨床需避免這些造成疾病復發的情況。

預防慢性腎病併發感染

慢性腎病易併發各種感染，常見的感染類型有呼吸道感染如肺炎、肺結核等；消化道感染；尿路感染及皮膚感染如帶狀皰疹等。

肺部感染是其中重要的一種，有的甚至可能致命。肺部感染則常常因各種呼吸道感染所誘發。因此防治各種呼吸道感染，對進一步預防肺炎又有重要的意義。

慢性腎病免疫功能低下，容易併發感染的重要原因。

中醫認為感染的發生，多數與體內正氣虧虛，邪氣侵襲有關。《內經》云：“正氣存內，邪不可干”，“邪之所湊，其氣必虛”。因此，中醫預防感冒或流感的主要措施之一就是扶助正氣。

補肺固表是重要的措施，常用玉屏風散加減治療。玉屏風散的主要成分為黃芪、防風、白朮，是中醫益氣固表的經典方劑。

中醫還認為，在生理方面肺的宣發肅降和通調水道，有賴於腎陽的溫煦和推動；而在病理方面肺的功能失司，日久必會累及腎。腎主一身之氣，腎氣或腎陽不足，同樣也會影響到肺的正常功能。因此，臨床治療還應考慮從腎入手。特別是對於腎病綜合症激素減量或維持階段，可選用桑寄生、菟絲子、肉蓯蓉、淫羊藿、巴戟天等具有溫腎壯陽、強筋壯骨之品，起到溫腎陽以固護衛外，預防外感的作用。

現代中醫也經常參照現代中藥藥理研究的結果用藥，研究表明，部分中藥具有一定誘生干擾素的作用，如黃芪、黃精、冬蟲夏草、刺五加、金銀花、柴胡、蘇葉、蟬蛻、白芷、苦參等。因此對慢性腎病患者併發外感者，可在辨證論治的基礎上，酌情選用上述藥物。

對於慢性腎病，需注重綜合療法防治感染併發症。"虛邪賊風，避之有時"，在感冒流行時避免到公共場所，並及時佩戴口罩。吸煙者應儘早戒煙。有時還可配合適當的湯水，進行保健預防。

慎防心臟病

有心臟疾病的患者出現腎功能問題的機會率是其他人的兩倍，同樣腎病也會影響心臟。腎功能不佳，毒素較難排出體外，長期可致尿毒性心臟病，甚至造成心衰。

腎功能不佳主要在以下幾方面影響心腦血管系統：

- 腎功能衰竭影響心肌動力，造成心跳無力、失常
- 貧血加重心臟負擔

- 高血壓影響心臟
- 腎病的原發性疾病如糖尿病等，也會加重心臟損害
- 高脂血症加速動脈硬化速度，血管老化較快

對大多數慢性腎病患者來說，最大困擾可能是未來要接受透析治療。但有許多腎病患者在病情遠未發展到腎衰前，已死於心臟疾病，可見心腦血管問題直接影響腎臟的健康。

心臟病主要在以下兩方面影響腎臟：

- 心臟衰竭或心功能下降，會加重腎臟的負擔
- 心臟收縮不力，血流減少，灌注壓低，腎供血不足，會造成腎功能下降

在腎病防治過程中必須密切注意心臟情況，如有血脂高要及時進行降脂治療，長期服用辛伐他汀等降血脂藥物，可改善心血管狀態。適當長期配合中藥治療也能改善心血管疾病的預後。

多種併發症中，最常見的是心血管併發症。英國的流行病學調查顯示，心血管疾病是令慢性腎病患者死亡的首位原因，約百分之四十六的慢性腎病患者死於併發的心血管疾病。[1]

1. 心血管併發症的危險因素包括：

- 傳統心血管危險因素，如年老、男性、高血壓、糖尿病、吸煙、超重、不健康的飲食、缺乏體力活動、血脂異常等
- 與慢性腎病相關的危險因素，如貧血、蛋白尿、鈣磷代謝紊亂、繼發性甲狀旁腺功能亢進、微炎症狀態、氧化應激、內

皮損傷、營養不良、電解質紊亂、血容量負荷過重、血流動力學異常等。

與透析治療相關的危險因素，如動靜脈內瘺、透析膜生物不相容性、透析不充分及患者營養不良等。

2. 心血管併發症的改善措施包括：

積極改善或減低與慢性腎病相關危險因素，對減少心血管併發症具有同樣的意義。如：

- 合理控制高血壓
- 調脂治療
- 改善貧血
- 改善生活方式，包括戒煙、適量運動、減體重，紓緩精神壓力和焦慮狀態
- 控制蛋白尿
- 糾正鈣磷代謝紊亂及繼發性甲狀旁腺功能亢進
- 合理飲食，改善營養[2]

註

[1] Drey N., Roderick P., Mullee M., et al., “A population based study of the incidence and outcomes of diagnosed chronic kidney disease”, *Am J Kidney Dis.*, 2003, 42, pp677~684.

[2] 彭道有綜述：〈慢性腎病的心血管併發症危險因素及其防治進展〉，《醫學綜述》，2010 年 7 月第 16 卷第 13 期，頁 2035~2038。

二、慢性腎病的調養

在臨床上經常遇到腎病患者朋友的各種諮詢，比如：能喝水嗎？可不可吃飽飯？一隻蛋都不能吃嗎？是不是運動越多越好？等等。其實，這都是慢性腎病調養的一些內容。

腎病的調養主要包括合理的飲食療法、健康的生活方式、控制體重、戒煙、適當運動等。

飲水原則

慢性腎病，究竟是多飲水還是少飲水較佳？一般來說，正常人每天尿量應在 2,000 毫升左右，若氣溫 30 度左右，每天會額外喪失約 1,000 毫升的水分，因此在此溫度下，每天應補充 3,000 毫升左右的水，如果天氣涼爽或長時間呆在冷氣房內，出汗少，則飲水量可減量。

運動、出汗後應多飲水，以免尿液過分濃縮，令尿液中的晶體沉積而易產生結石。

有的腎病患者不敢多飲水，害怕尿量增多會加重腎臟負擔。實際上，人體內每天的代謝廢物都需依賴尿液帶出體外。若喝水太少，尿量不足，不利於毒素排出，會造成體內的廢物蓄積。

腎病患者如無明顯水腫、高血壓等，可適當飲水，一般情況下不會有特殊問題。

如有明顯水腫、尿量減少，應比較嚴格限制喝水；嚴重少尿或無尿的患者，一般僅需要飲用足夠恢復蒸發和小量的尿中丟失的水分便可以了。

腎功能衰竭血液透析患者，透析中因脫水過劇，易發生頭痛、噁心、嘔吐、肌肉抽筋等失衡綜合症，為避免透析過程過多的超濾脫水，因此需要嚴格控制沒有在兩次透析間期飲水過多，應以每日體重的增加不超過 1 公斤為限，患者的飲水量應為前一天總尿量加上 500 毫升。患者如有口乾，但需要避免喝太多水，可以冰水漱口、嚼口香糖、擠一點檸檬汁在口邊，或含服西洋參，減少口渴的感覺。尿路感染的患者為避免和減少細菌在尿路停留和繁殖，應多飲水，勤排尿，以達到經常沖洗膀胱和尿道的目的。腎結石、高尿酸血症以及常常尿路感染而無腎衰竭的患者，必須比較大量飲水。睡前喝一杯水有助預防結石和感染，但有的因夜尿多而不願睡前喝水者，則建議白天更要多喝水。飲水包括開水、粥水、牛奶、湯及飲料等，在計算飲水量時需要把這些成分一起計入。

合理限鹽

鹽是人類飲食中重要的一種調味品，其中含有的主要成分為鈉離子，是人體新陳代謝過程中的必需元素。但每天攝入的鹽不可過量，研究證明成人每日攝鹽6克以上，可能會導致高血壓的發生。因此，每日鹽的攝入量應不超過6克。過多鹽的攝入本身也會加重腎病的進展。因此，腎病患者需要嚴格控制鹽的攝入量，主張採用低鹽飲食，特別在血壓明顯升高、水腫比較明顯時更要密切注意。一般情況下，若無明顯浮腫和高血壓，每日可補充3克以下食鹽；重度水腫或嚴重高血壓，多數要求再進一步減少鹽的攝入。

不過，無鹽飲食會造成嚴重低鈉血症。民間傳說腎炎患者要忌鹽百日，這是沒有依據的。低鈉血症本身就是一個病理狀體，還會成身體器官的進一步損害。

實施低鹽飲食，除了減少烹調時所加的鹽之外，還要特別注意避免食用一些高鹽食物或調味品，如醬菜、醃製品（鹹菜、鹹魚、鹹肉、鹹蛋、榨菜）、罐頭食品等。

低鹽飲食可能影響食慾，可選擇其他調味法調節，如炒菜時不放鹽，可加醋、生薑、大蒜、辣椒調味，既不影響食慾，又能合理保證證攝入較低的食鹽量。常用的低鈉調味品包括：胡椒粉、醋、芥辣、薑、葱、蒜、八角、檸檬汁、五香粉等。

表 4.1　常見的高鈉食物

生果類及硬殼果類	話梅、加應子、陳皮、鹹薑、鹽炒的硬殼果果肉
醃製的蔬菜類	榨菜、梅菜、鹹酸菜、五柳菜、冬菜、醬瓜等罐頭蔬菜
加工醃製的魚、肉、蛋類	臘腸、臘肉、臘鴨、鹽焗雞、醬油雞、燒味、滷味、火腿、醃肉、鹹魚； 罐頭食品類如家禽、肉醬、肉類、沙甸魚、豆豉鯪魚； 蛋類如鹹蛋、皮蛋
五穀類	鹹餅乾、熱狗包、即食麵的調味料
飲品	好立克、朱古力、雞精
點心及調味品	燒賣、叉燒包、蝦餃、蘿蔔糕、薯條、蝦條、芝士卷； 調味品如鹽、蠔油、茄汁、醬油、味精； 用鹽醃製的豆製品如腐乳、豆豉

攝取合理的蛋白量

1. 腎病患者要補蛋白嗎？

慢性腎病出現蛋白尿，由於蛋白丟失，有時會造成血清白蛋白降低，是否丟失蛋白，便要補充蛋白？尿蛋白量越多，是否就要補充得越多？但是研究表明過高的蛋白攝入量，可通過幾個機制造成腎損害：

- 高蛋白飲食可增加腎小球內高血流動力學改變
- 許多高蛋白食物，如動物蛋白為高磷食物，可加重腎損害
- 促進間質纖維化及腎硬化進展

過低的蛋白攝入會造成營養不良，營養不良也會加重腎損害。因此，需採取合理的低蛋白飲食，建議蛋白的攝入量為每公斤體重每日 0.7～1.0 克，並建議儘量選食黃豆類等植物蛋白食品。[1]

魚、蝦、肉、蛋類食物屬於優質蛋白，慢性腎病患者如果腎功能正常，除了該類過敏食物須慎用，一般是不需禁忌的，適量進食對人體十分重要。但當腎功能下降時，則要適當減少蛋白攝入量，以既滿足人體代謝營養需要，又不增加腎臟負擔為原則。過於嚴格控制蛋白，或病情需限蛋白時卻放任自流，都是不正確的行為。

2. 優質低蛋白質飲食與營養均衡

慢性腎衰病人在非透析與透析治療期間的飲食管理是不相同的。非透析治療期間，主要採取優質低蛋白飲食，配合必須氨基酸，同時保證證有足夠能量攝入的飲食治療方法。主要針對慢性腎病 2～4 期的患者，根本目的在於延緩慢性腎病進展，推遲進入透析過程，並保證營養狀態良好。

腎小球濾過率小於 70ml/min 應開始限制蛋白的攝入，限制蛋白攝入量也意味着限制磷的攝入。當腎小球濾過率為 25～70ml/min 時，低蛋白含量為 0.6g/kg•d，其中 75% 為優質蛋白。當腎小球濾

過率小於 25ml/min 時，應同時配合必須氨基酸療法。[2]

安全的優質低蛋白飲食的三大要點：

- 保證能供給充足的熱量
- 蛋白質攝入量 0.6～0.8g/kg・d
- 優質蛋白質比例不少於 50%，通常是 50～60%。[3] 2005 年的《慢性腎病蛋白營養治療專家共識》則將優質蛋白比例定為約 50%；而飲食中的總能量的保證一般根據年齡、活動量、營養狀態及治療情況等定為：30～35kcal/kg・d；並建議補充阿法酮酸。[4]

慢性腎衰患者進行透析治療後，不宜再施行低蛋白飲食，應採取正常蛋白飲食。

有研究對近 3 萬例血液透析患者進行大樣本臨床研究發現，高蛋白低磷飲食組具有最高生存率，而低蛋白低磷飲食組具有最高病死率。因此，為保證慢性腎病透析患者的蛋白攝入，維持機體正氮平衡，可使用磷結合劑治療，減少磷的吸收。常用的磷結合劑有氫氧化鋁、碳酸鈣、醋酸鈣等，還有不含鈣和鋁的磷結合劑。

當採用低蛋白飲食時，注意不要矯枉過正，應保證基礎的生理需要量，即 0.6g/kg・d ，否則容易出現負氮平衡及嚴重營養不良。應適當補充必需氨基酸或酮酸，並保證攝入足夠熱量、營養攝入。

由於飲食控制，水溶性維他命及微量元素鐵、鋅等均可能攝入不足，除飲食盡力調配外，還應適當補充一些維他命製劑。

3. 甚麼是優質低蛋白飲食？

優質蛋白是指食物的成分中，含必需氨基酸較多，非必需氨基酸較少的食品。具體而言，動物的肉類、蛋類含必需氨基酸的比例較高，稱為優質蛋白質。

過去曾認為慢性腎衰不宜食用豆製品，此說法逐漸得到澄清，植物蛋白，尤其是大豆蛋白質，在延緩慢性腎病進展的作用進一步受到重視。不少研究結果顯示，大豆蛋白和亞麻子具有延緩慢性腎病進展的作用。[5]

4. 優質蛋白質飲食的實施

第一步 確定每日蛋白需要量

❶ 確定理想體重

【公式一】 理想體重（kg）= 身高（cm）－105

❷ 計算內生肌酐清除率（Ccr）

【公式二】 Ccr =（140－年齡）× 體重 ÷［72 × 血肌酐（mg/dl）］

如為女性患者，上述計算結果再乘 0.85，如化驗單上肌酐單位為 mmol/L，換算成 mg/dl 只需把該數值除 88.4。

❸ 確定每日蛋白質的攝入量

根據不同的腎功能狀態及治療情況，確定每公斤標準體重每天所需要的蛋白含量。採用低蛋白飲食時，必須配合必須氨基酸療法。

表 4.2　慢性腎病蛋白質攝入量

慢性腎病分期及治療狀態			腎小球濾過率加字：（ml/min）	每日所需蛋白量（g/kg‧d）
透析前	非糖尿病腎病	慢性腎病一期	大於 90	0.8
		慢性腎病二期	60～89	0.8
		慢性腎病三期以後	小於 60	0.6
		腎功能嚴重下降，GFR 小於 25，患者能耐受更嚴格的大便限制		0.4
	糖尿病腎病	出現蛋白尿		0.8
		腎小球濾過率開始下降		0.6
透析後	血液透析	維持性透析		1.2
		高分解狀態		1.3
	腹膜透析			1.2～1.3

資料參考：國外醫學內分泌學分冊編輯部：〈慢性腎病蛋白營養治療專家共識〉，《國外醫學內分泌學分冊》，2005 年 11 月第 25 卷第 6 期，頁 437～438。

【公式三】　每日需要的蛋白質含量 = 理想體重 × 每日所需蛋白質量

❹ 確定每日優質蛋白的攝入量

優質蛋白質比例不少於 50%，通常是 50%～60%

【公式四】　優質蛋白（g）= 每日總蛋白 × 50%～60%

❺ 確定具體食物

蛋白包括動物蛋白和植物蛋白。動物蛋白如肉類、奶類及禽蛋類等；植物蛋白主要存在於豆類食物中，提供蛋白質和大量纖維。

表 4.3 蛋白質種類及例子

- 蛋類：雞蛋、鴨蛋
- 奶類：牛奶、乳酪、奶粉
- 魚蝦類：鯉魚、草魚、蝦、蟹
- 肉類
- 黃豆類：豆腐、豆漿

臨床中發現很多患者對如何選擇蛋白質食物十分困惑，例如計算出的蛋白量要求為 40 克，他們便常常認為等於雞蛋 40 克，或肉類 40 克。這想法顯然不對，因為雞蛋與瘦肉裏還含有很多水分。

例如 1 隻雞蛋（包括蛋黃）約 5~6 克，去了蛋黃一隻雞蛋的蛋白質約 3 克左右。100 克瘦肉或魚肉，含蛋白質約 14~16 克。牛奶含蛋白質約 3%，因此 1 盒 250 毫升的牛奶含蛋白約 7.5 克左右。穀類含蛋白質 8%，如每天進食 200 克，則有 16 克蛋白質。

表 4.4 部分主食的蛋白及碳水化合物含量簡表（%）

食物名稱	蛋白含量	碳水化合物含量	食物名稱	蛋白含量	碳水化合物含量
馬鈴薯	2.0	17.2	玉米粉	1.2	85
紅薯	1.1	24.7	粉絲	0.8	83.7
麵條（平均）	8.3	61.9	饅頭	7.0	47
玉米	4.0	22.8	小米	9.0	75.1
米飯	2.6	25.9	小米粥	1.4	8.4

資料參考：楊月欣、王光亞、潘興昌：《中國食物成分表（第一冊）》（北京：北京大學醫學出版社，2009 年 12 月第 2 版），頁 4~17。

第二步 確定每日脂肪和碳水化合物的攝入量

❶ 計算每日所需的總能量

營養療法的基礎是要保證患者有足夠的能量攝入，一般認為能量的攝入如下。

表 4.5 慢性腎衰患者能量攝入

（單位：kcal/kg・d）

<table>
<tr><th colspan="2">類型</th><th>能量攝入</th></tr>
<tr><td colspan="2">非糖尿病腎病透析前</td><td>30～35</td></tr>
<tr><td rowspan="2">糖尿病腎病透析前</td><td>非肥胖</td><td>30～35</td></tr>
<tr><td>肥胖型</td><td>每日總能量減少：250～500 千卡</td></tr>
<tr><td rowspan="2">血液透析或腹膜透析</td><td>一般透析者</td><td>35</td></tr>
<tr><td>60 歲以上，活動量較小，營養狀態良好者</td><td>30～35</td></tr>
</table>

資料參考：國外醫學內分泌學分冊編輯部：〈慢性腎病蛋白營養治療專家共識〉，《國外醫學內分泌學分冊》，2005 年 11 月第 25 卷第 6 期，頁 437～438。

【公式五】 每日所需要的總熱量 = 理想體重（kg）30～35 千卡 / 公斤體重・日（kcal/kg・d）

❷ 計算脂肪含量

油脂是人體內重要的熱量來源，也是構成人體結構的重要組成部分。特別是人體飢餓時，會大量消耗脂肪以提供能量，每克脂肪能提供 9 千卡的熱量。脂肪應該佔總能量的 25%～30%。

【公式六】 脂肪的供應量（g）= 總能量（kcal）[25%~30%]÷9

每日食用的脂肪包括看得見的脂肪和許多看不見的脂肪。脂肪的供給並非單指每天煮菜所用的食用油。根據《中國居民膳食指南》一書[6]主張，烹調食油的供應量每日約在25~30克。

慢性腎病患者宜使用植物油，少食動物脂肪，但也不可無限制地食用植物油，以免油脂超標及能量過多。

由於脂肪還廣泛存在於一些動、植物的食物中，如魚、肉、腰果、花生等。大多數情況下，每天都可能會進食這些富含脂肪的食物，因此使用食油時需要考慮這部分的脂肪含量，減少用油量。

❸ 確定每日主食——碳水化合物總量

主食指米食、麵類、薯類及玉米等，它們提供了人體50%~60%的能量來源，每克碳水化合物能提供4千卡熱量。以下兩款計算方式皆可。

【公式七】 碳水化合物供給量（克）= 每日所需的總熱卡（50%~60%）÷4　　或

【公式七】 碳水化合物供給量（克）= 每日所需的總熱卡 −（優質蛋白提供的熱量 + 脂肪所提供的熱量）

❹ 計算確實的主食量

以上計算結果是碳水化合物的量，不是指未煮熟的米的分量，更不是煮熟的米飯的分量。大米含碳水化合物的量約為80%，其他還包括水分等。因此折合成大米的量則需要根據如下公式進行校正。

【公式八】 主食量 = 計算出的碳水化合物量 ÷ 主食所含碳水化合物的百分比

如以大米為主食，則大米的量 = 計算出的碳水化合物量 ÷ 0.8

大米類含有比較豐富的蛋白質，如果碳水化合物全部選用大米，可能會保證了能量的供給，但植物蛋白卻會過多，每天攝取的總蛋白也會因此增多；如果保證了低蛋白的分量，則總能量可能不夠。

因此在選取主食時可建議吃一些小麥粉、紅薯、土豆、山藥、芋頭等，這些都是蛋白含量不太多，而碳水化合物含量則較高，可填飽肚子的食物。但這些食物含鉀偏高，如有血鉀高者則需注意。

避免血鉀升高

1. 高血鉀的原因

鉀離子是人體重要的物質，鉀是一種礦物質，主要維持神經肌肉的活動性，保持正常的心律等。

對於無腎功能受損的高血壓患者，常提倡多食含鉀高的食物；可是當腎功能減退時，情形恰恰相反，患者要常常防止血鉀升高。

由飲食中攝取的鉀，絕大部分都由腎臟排除，正常人一般情況不會出現高血鉀。但腎功能衰竭的病人，因為腎對鉀的排出減少，特別是當食用較多含高鉀的食物，就有可能出現高血鉀的情況。

常見的高血鉀原因：

- 排泄障礙：腎功能惡化，有排出障礙
- 攝入過多：進食過多富含鉀的食物
- 代謝亢進：合併感染或消化道出血，分解過多
- 藥物影響：長期使用血管緊張素轉換酶抑制劑（ACEI）及ARB，非甾體消炎藥（NSAIDs）、β 受體阻滯劑、保鉀利尿藥、地高辛、環孢素及他克莫司等
- 嚴重便秘：長期排便少，減少鉀的排出
- 輸血過多：特別是庫存血的過多輸入也可造成高鉀血症
- 血透不充分：已經進行血液透析治療的患者，一般不會出現高血鉀。但如果透析不充分，或過食高鉀食物，鉀在體內蓄積，同時由於代謝性酸中毒，促使細胞內鉀向細胞外轉移，導致高血鉀

2. 高血鉀的臨床表現

高血鉀常出現在腎功能減退的病人，臨床表現各不同：

- 輕度血鉀升高，臨床並無特別症狀
- 血鉀進一步升高時可能出現倦怠、肢體麻木感、下肢沉重

乏力等

- 嚴重者出現心律不整、呼吸困難、脈搏不規律、血壓降低、皮膚發青變冷，甚至導致心臟停搏，需要及時處理

3. 高鉀血症的治療及食物含鉀的應用

對於高鉀血症患者，需要進行對因治療和及時的對症治療以立即降低血鉀，並注意密切監測。飲食上注意避免進食高鉀食物，是預防和治療高鉀血症的基礎。

人體內的鉀主要來自食物，由於鉀主要存在細胞內，組織破壞後溶解析出，因此果汁、蔬菜湯、肉汁中含量相對豐富，缺鉀的人可以多喝些用上述含鉀豐富的食物熬製的美味濃湯。但是，腎功能衰竭致血鉀偏高的患者就需要合理限食這些食品。

含鉀高的常見食物

- 水果類

新鮮果汁和純果汁含鉀高，腎衰高鉀者不宜過多食用。

水果：香蕉、牛油果、榴槤、椰子、番石榴、火龍果、新鮮西梅

乾果：杏脯、乾棗、無花果、龍眼乾、葡萄乾等。

- 蔬菜類

菠菜、番薯、蓮藕、芥菜、芋頭、空心菜、荸薺（馬蹄）、西蘭花、馬鈴薯、椰菜花、椰菜子、毛豆、冬筍、筍、金針、冬

菇、草菇、大蒜、紅辣椒、薑

- 其他

飲品：朱古力奶、阿華田、好立克、牛肉汁、濃茶、即溶咖啡、蔬菜汁、

調味品：雞精、茄汁、咖喱、代鹽、無鹽豉油

乾豆類：黃豆、紅豆、黑豆、蓮子

其他：髮菜、紫菜、海帶、堅果、花生醬、朱古力、黃糖、麥芽糖、糖膠

在慢性腎病腎功能衰竭合併血鉀偏高的情況下，應該儘量避免或減少食用上述食品。但需要提醒的是，要注意上述食物進食的總量，如生薑含鉀高，但若不是大量食用，僅僅用作調味品少量食用，也不會對血鉀造成太大的影響。

4. 避免進食過量的措施

許多食物都含鉀，特別是蔬菜和水果類含鉀較高，因此高鉀血症患者必須進食的分量要適當控制，避免進食含鉀高的藥物及製劑等。日常減少鉀吸收的處理方法及其他注意要點，包括：

- 切塊、切細浸泡 —— 鉀離子易溶於水，蔬菜切小片，應用大量清水較長時間浸泡，如多於半小時，不斷換水。如馬鈴薯切塊浸泡 1 日，不斷換水，可減少含鉀量一半或以上[7]
- 水煮撈起 —— 用大量水煮熟後，鉀會流失於湯汁中，故勿飲用湯汁。再以油炒或油拌可減少鉀的攝取量

• 適當多飲水，能促進鉀從小便排出。但飲水有講究，如多飲水而不能多排尿，則表明腎功能差，此法不可行，可適當配合利尿西藥或利尿中藥

• 大便通暢能夠使一定分量的鉀從大便排出

• 大多數梨類的鉀含量比較低，但牛油果含鉀甚高；蘋果多數含鉀低，一般情況下可食用

• 鮮果汁、純果汁或濃縮果汁含鉀較高，不宜飲用

• 朱古力奶、阿華田、好立克、牛肉汁、即溶咖啡、補充體力飲品、蔬菜汁、鮮果汁及所有菜湯等含鉀都偏高，盡量避免飲用

• 可飲用低鉀湯水：絲瓜肉片湯、節瓜肉片湯、冬瓜湯、佛手瓜、蘋果雪梨瘦肉湯、鮮蝦冬瓜湯、老黃瓜豬肉湯

一般來說，低鉀食物可適量食用；中鉀食物應該少量食用；而高鉀食物應避免食用。

表 4.6　含鉀低及中食物的參考每日進食量

	生果類	進食量	蔬菜類	進食量
低鉀食物（每百克食物含鉀小於200mg）	蘋果	1 個，細	青瓜、節瓜、絲瓜、冬瓜、佛手瓜、黃瓜、青豆、四季豆、洋葱、青豆角、邊豆、荷蘭豆、白豆角	100 克
	鴨梨	1 個，細		
	柑	1 個，細		
	沙田柚	2 片		
	西瓜	0.5 磅，含皮		
	提子	10 粒		
	紅櫻桃	8 粒		

中鉀食物（每百克食物含鉀 200～300mg）	荔枝	5 粒	白菜、菜心、茄子、番薯、大豆芽菜、西洋菜、番茄、黃牙白、生菜、芥藍、蘿蔔、韭菜、芥菜、椰菜、蘆筍、青椒、苦瓜	100 克
	芒果	四分之一個		
	桃	1 個，小		
	橘子	1 個，小		
	柿子	1 個，大		
	哈密瓜、蜜瓜、木瓜	半杯		
	奇異果	1 個，中		
	草莓	6 粒		

慢性腎病患者如果腎功能正常，很少發生高鉀血症；也並非所有慢性腎衰病人一定都有高血鉀。

一些患者如果出現納食減少、嘔吐、腹瀉等情況，尤其一些以間質病變為主的腎衰患者，可能存在低血鉀。腎病綜合症等患者在大量使用利尿藥，並開始利尿後也可出現低血鉀，則可進食含鉀高的食物，並及時進行檢查，必要時可服用藥物補鉀。

5. 中藥對血鉀的影響

慢性腎功能衰竭患者，特別是晚期腎衰患者，常常合併血鉀升高，而中藥當中多數屬於植物類，當中含有不同程度的鉀離子，因此中藥含鉀是不可避免的。但是否含鉀的中藥一定會導致高鉀血症？這可不一定，關鍵在於是否合理應用。

有研究對腎內科常用中藥方劑 12 首及方中常用 30 味中藥

進行含量測定。認為中藥的鉀含量雖豐富，但不算特別高。[8]

中藥取材的不同部位含鉀不同，以全草、花、葉水煎劑含鉀量居多；而根、莖、動物、昆蟲、礦物類等則含鉀量較低。

另外，探討不同煎煮方法及煎煮時間對水煎劑含鉀量的影響，發現礦物及果實類中藥雖然隨着煎煮時間延長，含鉀量有增高趨勢，但沒有統計學差異；而花草類中藥後下的含鉀量明顯低於旺火、久煎及煎煮 2 次的情況，旺火煎煮含鉀量又低於久煎及煎煮 2 次，顯示含鉀量增高，與煎煮時間有關。[9]

台灣有學者對 31 種科學中藥（中藥顆粒複方製劑）的鉀含量進行分析，研究表明按常規用藥，患者每日鉀的攝入量最高不會超過 150mg/日，遠低於一般每日由蔬果攝取的量，認為不至於引起血鉀濃度的變動。[10]

慢性腎衰竭併發高血鉀，配合中藥治療後，患者減少了透析次數，而血鉀無高鉀等不良事件發生。[11] 透析患者併發高鉀血症，主要是腎臟功能減退導致排鉀障礙所致，合理使用中藥不但不發生高血鉀，反而能治療高鉀，灌腸對於排鉀更有良好的作用。[12]

有研究收集慢性腎病三到五期的住院患者 152 例，按使用中藥湯劑與未使用中藥湯劑分為 2 組，觀察 2 組血鉀濃度及高鉀血症發生率的差異。結果表明口服中藥湯劑沒有提高患者的血鉀濃度，亦未增加高鉀血症的風險。[13]

中藥含鉀的問題是慢性腎病患者需要面臨的一個問題，但如腎功能正常，或在腎衰竭早、中期，如尿量每天 1,000 毫升左右，合理服用中藥一般不會導致高血鉀。如果終末期腎衰、長期明顯少尿者，特別是尿量在 500 毫升以下者，若不合理使用中藥，則有可能出現高血鉀。

筆者對大量的總末期腎衰患者採用或配合中藥治療，由於充分評估患者血電解質情況，根據患者的腎功能狀態，決定患者的用藥劑量及服藥頻度，合理用藥，臨床上並未發生因服用中藥而導致的高鉀血症。

以下有幾點值得留意：

- 中藥含鉀是客觀存在且不可迴避的事實
- 中藥含鉀有高有低，臨床應用時需要合理選擇藥物
- 不合理使用中藥，對晚期慢性腎衰患者可能導致血鉀升高
- 合理使用中藥，可避免高鉀之虞

低磷飲食

磷是人體遺傳物質核酸的重要組成部分，是人體能量代謝、多種酶及生物膜磷脂的組分，是構成骨骼、牙齒的重要成分，對人體生命活動有十分重要的作用。正常情況下，每人每日需要約 1,200 毫克磷，多由飲食攝入；而每天從尿中排出磷達 1,000 毫克。

在腎功能衰竭，腎小球濾過功能減退，磷酸鹽在腎小球的濾

過量減少等原因下，造成血磷升高，即為高磷血症。

高磷血症是慢性腎病的常見併發症，是引起繼發性甲狀旁腺功能亢進、鈣磷乘積變化、維他命 D 代謝障礙、腎性骨病的重要因素，與冠狀動脈、心瓣膜鈣化等嚴重心血管併發症密切相關。[14]

有效控制血清磷水平是終末期腎病一體化治療的重要措施。目前高磷血症的治療主要包括飲食限磷、透析治療、磷結合劑的應用及必要時甲狀旁腺的切除等。

控制高磷飲食對於預防血磷升高有重要的意義；對於腎功能正常者，則無需過分嚴格。總體來說，磷在食物中分佈很廣，因為磷與細胞結構及蛋白質合成並存。瘦肉、蛋、奶、動物肝、腎的磷含量都很高，海帶、紫菜、花生、乾豆類、堅果等含磷也豐富。蔬菜、瓜類、水果、豬紅、海參、油類等含磷則較低。

慢性腎衰患者每日的磷攝入量一般在 600~800mg 以下。每克蛋白飲食含磷量約為 15mg 左右，低蛋白飲食可以減少磷的攝入量。蛋黃含磷高一般建議限制食用，為減少磷的攝入量，魚、肉類等用水煮後，棄湯食用是一有效方法。[15]

含磷高的食物往往是高蛋白食物，過低蛋白的攝入則可能導致嚴重營養不良，因此有時需要配合口服磷結合劑。但磷結合劑有機會引起便秘，此時可適當配合中藥通便治療。

表 4.7 食物含磷量簡表

含磷量	舉例
100mg 以內	米飯、麵條、麵包、牛奶、乳酪、魚餅、魚丸、乾貝、田雞肉
100～200mg	豆類、豆製品、烏賊、章魚、螃蟹、鹹肉
200～300mg	蠶豆、雞蛋黃、沙甸魚、青魚、金槍魚、比目魚、蝦、雞肉、火腿、香腸、合桃、金針菇、草魚
300～400mg	鱔魚、海膽、(豬、牛、雞)肝、花生、黑米、煎餅、大麥、紅茶、麥片、腰果
400mg 以上	芝士、脱脂奶粉、魚乾、海帶、魷魚乾、乾冬菇、麩皮、芝麻醬、炒葵花籽、黑豆、大豆

表 4.8 部分食物含磷量詳表

(每 100 克食物中所含磷的毫克數值)

食物名稱	磷含量	食物名稱	磷含量	食物名稱	磷含量
小麥	325	西蘭花	72	鴨肉	122
麩皮	682	竹筍	64	鴿肉	136
饅頭	107	金針菇	216	牛奶	73
稻米	110	慈菇	157	芝士	326
黑米	356	藕	58	乳酪	85
米飯	60	馬蹄	44	雞蛋	130
鮮玉米	117	芋頭	55	雞蛋白	18
大麥	381	魚腥草	38	雞蛋黃	240
蕎麥	297	草菇	33	鯉魚	204
薏米	217	乾冬菇	469	草魚	203

馬鈴薯	40	鮮蘑菇	94	海蝦	196
藕粉	9	乾木耳	292	海蟹	142
魔芋粉	297	水發木耳	12	鮮鮑魚	77
粉絲	16	鮮香菇	53	海參	28
大豆	465	髮菜	76	水浸魷魚	60
黑豆	500	浸海帶	29	魷魚乾	1131
豆漿	30	乾紫菜	350	煎餅	320
豆奶	35	蘋果	12	蛋糕	130
茄子	23	腰果	395	月餅	72
紅尖乾辣椒	298	合桃	294	麥片	339
大蒜	117	鮮花生	250	燕麥片	291
青葱	25	生葵花籽	238	紅茶	390
洋葱	39	炒葵花籽	564	鐵觀音茶	251
大白菜	31	豬肉	168	可可粉	623
菜花	47	豬耳	28	鮮酵母	409
醬油	204	芝麻醬	626	蘿蔔乾	65
高級醬油	38	花生醬	96	榨菜	41
白醋	96	豆瓣醬	154	芥末	530
黑醋	262	豆瓣辣醬	37		

資料來源：楊月欣、王光亞、潘興昌：《中國食物成分表（第一冊）》（北京：北京大學醫學出版社，2009 年 12 月第 2 版），頁 4～191。

根據食物含磷量及含鉀量選用食物的分析

穀類食物含磷多數不太高，大米含磷 110mg，但黑米則為

256mg，高磷血症患者儘量不應食用黑米。其他雜糧，如小麥、大麥、蕎麥、小米等的含磷量均高於大米。

薯類含磷不高，但含鉀高。根菜類如蘿蔔、紅蘿蔔、青蘿蔔等含磷低。

各種乾豆類含磷均高，但大豆製品如豆漿、豆奶等含磷則不高，可食用。鮮豆類如扁豆、刀豆、豆角、黃豆芽等含磷則明顯低於乾豆類，一般情況可食用，但有幾種鮮豆的含磷量仍較高，如蠶豆、毛豆等，需特別留意。

茄果瓜菜類，如茄子、番茄、冬瓜、白瓜、苦瓜、絲瓜、秋葵、含磷不高；紅尖乾辣椒則含磷高。

蒜頭含磷 117mg，其他除了脫水的葱蒜類，如青葱、大葱、小葱、洋葱、韭菜等含磷均偏低。用作調味品，一般情況可食用。但葱蒜類含鉀普遍偏高，如血鉀偏高者亦不可過量食用。

嫩莖、葉、菜花類除個別脫水的蔬菜外，含磷甚低；竹筍含磷低但含鉀偏高；金針菇磷及鉀均偏高。水生蔬菜類中慈菇含磷高，其他如馬蹄、藕、菱角、水芹菜等含磷低，但水生蔬菜一般含鉀均高。

菌類乾品含磷普遍偏高，水發菌類如黑木耳、猴頭菇及鮮品含並非都高磷，可以食用。藻類中，海帶含磷一般，而紫菜含磷與含鉀均比較高。

各種鮮果含磷均很低。堅果及種子類大多含磷高，只有白果含磷較低。

畜、禽肉類不同的部位的含磷量不同，肥肉含量越多則含磷少，瘦肉含量越多則含磷越高，動物內臟含量偏高。

牛奶含磷不高，但製成芝士則含磷驟高。

蛋類含磷中等，蛋白含磷甚低，蛋黃則較高。

魚蝦蟹含磷均高，只有海參、鮑魚等比較低。而魷魚沸水浸後含磷量也能降低。

麥片、燕麥片含磷高；各種汽水、果汁含磷高，各種茶葉含磷高，但飲茶所用的茶葉不多，茶水的含磷量不高。

各種醬油含鉀高，但含磷量則各有不同。鹹菜類含鉀高，含磷低。

表 4.9　高磷食物分類

類別	食物
乾果類	西梅、杏脯、提子乾、無花果、棗
硬殼果	花生、合桃、栗子
乾豆類	黃豆、紅豆、黑豆、蠶豆、赤小豆、綠豆、腐竹
菌　類	冬菇、香菇、蘑菇
肉　類	動物內臟，如腦、肝、心、腸、骨髓；鴨、鵝、乳鴿、鹿，牛、豬、雞肉；燉品和肉湯等；
魚　類	高脂肪魚類，如魚卵；連骨吃的魚、如沙甸魚、白飯魚、銀魚子；蝦米、蝦乾、瑤柱；魚湯
五穀類	全麥穀類，如麵包、麥片
奶　類	所有奶類，包括全脂、脫脂、部分脫脂、植脂及加工提煉的甜煉奶及奶製品，如芝士、雪糕

糖　類	朱古力
飲　料	好立克、阿華田、朱古力、可樂
調味品	咖哩粉或醬、芥末醬或粉、發酵粉
蛋　類	蛋黃

中藥湯水與食療舉例

1. 鯉魚湯

鯉魚用於治療水腫，首先記載於晉代葛洪《肘後備急方》，嗣後代有遞增至清代《金匱翼》，根據國醫大師任繼學教授不完全統計有 40 餘張相近處方。[16]

鯉魚湯治療水腫，主要針對血漿蛋白偏低者。

【材料】 鯉魚 1 尾，約 500 克左右，生薑 50 克，砂仁 5 克，蔥白 4 根

【製作】 洗淨鯉魚後，將砂仁、生薑、蔥白，放於魚腹中，不宜加鹽，採用清蒸，熟後喝鮮湯吃魚

2. 鯽魚冬瓜羹

【材料】 鯽魚 2~3 條，也可用鯉魚，約 500 克左右，去鰓、去鱗和內臟，冬瓜 500~600 克，切成小塊，蔥白 15 克，生薑連皮 15 克

【製作】 水適量，煮至魚爛湯稠，加少許鹽，趁熱服

【功效與應用】 益氣，利水消腫。用於脾虛水腫，小便不利者。各種原因導致的水腫一般均可服用。如有腎功能不全，則不宜久煮，且吃魚時需加以計算蛋白含量，避免超量

3. 黃芪粥

岳美中先生對慢性腎炎後期蛋白尿常用黃芪粥治療。[17] 岳先生認為慢性腎炎的後期階段，治療比較棘手，有的浮腫長期不退，有的浮腫雖退而尿蛋白長期不消失，勞累或感冒則病勢復發，尿蛋白極端頑固，遷延不癒。認為穀氣可以養人，若以飲食常品兼具藥物作用者長期服用，可能有益無害。乃以陸以湉《冷廬醫話》中所載黃芪粥加味擬一方：

【材料】 生黃芪 30 克，生苡仁 30 克，赤小豆 15 克，雞內金 9 克，金橘餅 2 枚，糯米 30 克

【製作】 先以水 900 毫升煮黃芪 20 分鐘，撈去渣；次入苡仁、赤小豆，煮 30 分鐘，再入雞內金、糯米，煮熟成粥。1 日分量分 2 次服用，食後再服金橘餅 1 枚，每日服 1 劑。若無金橘餅，可用陳皮 5 克與黃芪同煮，去渣

4. 黑木耳冬瓜排骨湯

【材料】 黑木耳 30 克，冬瓜 250 克，豬排骨 250 克，生薑 10 片，香葱 2 棵，鹽 3 克

【製作】 冬瓜去皮去瓢切片，豬排骨洗淨剁成小塊；木耳提

前泡水 2 小時以上，洗淨去蒂撕成小片。香蔥洗淨剪段

豬排骨放入滾水焯去血腥，撈起備用。鍋中放水約 1,500 毫升，放入豬排骨和生薑，大火煮開後加入冬瓜片、黑木耳，改用小火燜煮 30 分鐘左右，最後快出鍋之前加入香蔥

【功效與應用】 慢性腎病口乾咽燥、便乾難排者一般均可食用；如有腎衰則勿煲成老火湯並勿多食

5. 當歸參芪生薑羊肉湯

【材料】 當歸 5~10 克，黨參 25 克，黃芪 30 克，生薑 5 片，羊肉 2 兩

【製作】 將羊肉、生薑分別洗淨，切片，與當歸、黃芪、黨參同入鍋，加水 3 碗，煎煮 30 分鐘。加少量食鹽調味

【功效與應用】 補氣益血功效，適用於慢性腎病氣血不足所致的倦怠乏力，面色萎黃、易出汗、肢體酸痛等症。如有外感發熱、咽喉腫痛、牙痛者忌食用。對於燥熱體質、高尿酸者及腎衰患者不可常服。

6. 洋蔥炒牛肉

【材料】 牛肉 100 克、洋蔥 1 個、少許食鹽、生油、生抽、生粉各適量

【製作】 將牛肉切片，用少許鹽、生油及生粉醃製 10 分鐘。洋葱環切成絲。熱鍋放少許生油，先炒洋葱至軟；將炒軟的洋葱撥開一邊，把醃好的牛肉以及醃肉汁一起倒入鍋翻炒；炒熟後，再灑上黑椒粉炒勻，即可出鍋

【功效與應用】 補益氣血。一般腎病患者都可適量食用

7. 西蘭花胡蘿蔔炒瘦肉

【材料】 瘦肉 100 克，西蘭花 250 克，胡蘿蔔 50 克，食鹽、花生油、生抽，生粉各適量

【製作】 西蘭花洗淨，切小塊；胡蘿蔔去皮洗淨，切片。瘦肉洗淨切片，用少許鹽、生抽及生粉醃製 10 分鐘。鍋燒熱，放少許油。先放西蘭花菜梗和胡蘿蔔翻炒，再放瘦肉片翻炒，放西蘭花翻炒幾下，等西蘭花變色後放鹽、翻炒幾下可以上菜

【功效與應用】 補益氣血。一般腎病患者均可適量食用

飲食宜忌

"以形補形"不可濫用於慢性腎病

"以形補形，以臟補臟"，用通俗的語言來説就是"吃啥補啥"。以形補形是中醫食療中的一個古老觀點，其核心思想就是

用動物的五臟六腑，來治療人體相應器官的疾病。

但是，“吃啥補啥”不能機械地理解，更不能濫用，否則會有損健康。

如腎病患者根據上述“理論”，經常煮食豬腰，非但無益，還會招致嚴重不良後果。由於包括豬腰在內的動物內臟的膽固醇和嘌呤含量普遍很高，對慢性腎病尤其同時併發高脂血症及高尿酸血症的患者更是雪上加霜。

能否喝老火湯？

廣東老火湯美味可口，許多人喜歡喝。

然而美味的老火湯不適合慢性腎衰患者飲用，尤其是痛風合併腎損害、腎功能不全的患者。廣東民間提倡煲雞、鴨、排骨等肉湯要“煲三燉四”，即煲湯三小時，燉湯要四小時。由於嘌呤溶於水，本身肉湯嘌呤就高，煲湯時間過長更破壞食物中的氨基酸類物質，使嘌呤含量更高。

著名腎病學者侯凡凡院士也認為，腎功能不全的人不應多喝“老火湯”。因為長時間煲湯之後，骨頭和肉裏的磷就會釋放到湯汁內。正常人喝下含磷高的老火湯，可以把磷排出。然而腎臟功能不全的患者不易把磷排出，磷就會在體內堆積。[18]

在腎功能衰竭的情況下，常常出現血尿酸升高及高磷血症，因此原則上不宜飲用老火湯。

對於習慣喝湯的朋友來説，不喝湯確實不易。對於腎功能損害不嚴重者，可以考慮煲一些清湯，如清淡肉湯。清淡肉湯一般指用料少些，湯滾後再慢火煲半小時左右便可以了，煲煮的時間不要太久。

也可以將每餐的蔬菜、瓜類加入帶骨的淨肉類，煮滾後再煲20～30分鐘，但每餐的肉類、蔬菜吃完，但總量控制不變。

保持大便通暢

保持大便通暢對健康十分重要，便秘者須及時進行相應檢查，以排除腸道、肛門等器質性病變。

對於年齡大，併發高血壓、心衰等情況下，便秘可能成為這些疾病的加重和誘發因素。慢性腎衰患者便秘不利於毒素的排除，易造成毒素明顯升高。

合理排便、良好飲食和生活習慣對治療習慣性便秘十分重要。例如要養成每天定時蹲廁所的習慣，有便意時不要忍，要馬上去大便，這樣有利於形成正常排便的條件反射；飲食應該增加較多植物纖維的粗質蔬菜和水果，適量食用粗糙多渣的雜糧等。少吃肉類和動物內臟等高蛋白、高膽固醇食物，少吃辛辣刺激性食物。慢性腎衰、血鉀升高患者需要注意食物的含鉀量，在適當增加高纖維素的食物同時，要避免進食含鉀過高的食物。

生活上勞逸結合，保持心情舒暢，經常進行適當的體育運動；腹部按摩也有助排便，方法是由右下腹到左下腹作順時針按摩，早晚各一次，每次 100 次左右。

中醫認為，便秘是大腸傳導功能失常造成的。中醫可分為熱秘、寒秘、氣虛秘、血虛秘、陰虛秘及陽虛秘等不同證型進行辨證治療。

大黃是治療便秘常用藥物，臨床可根據辯證配用藥，及根據證候虛實調整其劑量及用法。

一些便秘患者屬陰虛腸燥，可給予滋養腸道津液之法。常用黃芪、太子參、北沙參、白朮、生白芍等，與生地黃、生玄參、鮮麥門冬同用。

對於慢性腎衰患者，一般建議保持每天 2~3 軟便較宜。必要時可採用中藥灌腸療法。灌腸療法主要針對於慢性腎衰早期或中期，適合邪實較重，正氣虛較輕的情況。或併發便秘患者，也可促進尿毒素通過腸道排出。

【常用處方】 大黃 30 克，金銀花 30 克，益母草 30 克，牡蠣 30 克

【加減】 如陽虛明顯者，加附子 20 克；明顯腹脹者，加大腹皮 30 克

【用法】 一般每日 1~2 次，加水 500 毫升，煎取 100~150 毫升，保留灌腸 30 分鐘[19]

保暖防寒

慢性腎病人常伴發怕冷，怕冷通常由於甲狀腺素分泌較差所致。甲狀腺素可使人的基礎代謝率增高，加快皮膚的血液循環，甲狀腺素缺少就會降低產熱功能、人體冷熱轉換失衡。同時由於患者缺乏運動，致使局部、全身血液循環較差，尤其是肢體末端部位更差，就會使手腳感到冰涼。生活在寒冷環境中，也使患者血管收縮，加重腎負擔。

慢性腎病患者如有怕冷情況，中醫辯證屬氣虛或陽虛，可給予益氣、溫陽，同時給予適當的防寒措施，重視保暖，使用熱水袋等。

俗話說"寒從腳下起"。耐寒能力差的人，應特別注意腿腳部保暖，要避免久坐，尤其是習慣於夜間讀書、看電視的人，更要經常站立活動、跺腳等。必要時可戴上護膝以促進局部的血液循環。天氣寒冷時外出可戴口罩。

避免長期待在冷氣房間內，或冷氣開得太強或整天吹風扇等。

加強下肢運動顯得格外重要。下肢鍛煉方法很多，如散步、慢跑等。

臨睡前用熱水泡腳，將腳擦乾後再在腳掌心部位摩擦，可起到一定的禦寒作用。

飲食調理方面，可嘗試以下兩方。如有腎功能不全者，則不宜多食。

- **薑汁牛奶**：取 150~200 毫升鮮牛奶，加入一茶匙生薑汁和少許白糖，放入容器內隔水蒸 15 分鐘。此款飲品有驅寒和胃，補充蛋氨酸之功效，每天飲用一杯，手腳寒冷的感覺便會逐漸減輕。
- **羊肉粥**：取鮮羊肉二兩，粳米二兩，鹽、葱、薑適量。羊肉洗淨切片，葱、薑切成碎塊備用。將粳米淘洗乾淨，同羊肉及調味品一同放入鍋內，加清水適量，先用大火煮沸，再用文火熬成粥。

精神調養與睡眠

腎病是一種常見病、多發病，也是一種進展性的慢性疾病，患者常因此承受巨大的經濟和精神等多重壓力，容易造成患者精神抑鬱，產生負面情緒。這些負面情緒還包括拒絕承認現實、憤怒、沮喪、焦慮，疑惑，甚至懷疑自己還能活多久等等，很多患者還常因此導致失眠。

腎病本身或服用的藥物有些可能導致陰莖勃起障礙、女性陰道乾燥等影響性活動，這些現象都會令人感到悲觀。

睡眠是一種重要的生理現象，良好的睡眠質素對維持正常生理活動，機體免疫功能的恢復具有重要作用。睡眠障礙在慢性腎臟中普遍存在，而終末期腎病維持性透析患者其發生率更高達百分八十以上。睡眠障礙與焦慮、抑鬱狀態有一定的相關。

影響慢性腎病患者睡眠、焦慮及抑鬱狀態的因素來自多方面，如：對昂貴的醫療費用和經濟負擔的擔憂，疾病本身的嚴重性以及多種併發症的存在；患者對疾病和治療本身的不了解，尤其是終末期腎衰患者在血液透析或腹膜透析初期對透析治療知識不足，長期透析治療過程中患者也可能面對很多突發事件等，均可產生極大的精神壓力，導致失眠、焦慮或抑鬱等狀態。

不論是失眠還是焦慮、抑鬱等，中醫首先要辨證。根據望、聞、問、切四診合參，分析其證型，然後處方用藥。

必要的心理輔導，合理安排作息時間，戒煙戒酒，睡前少飲咖啡或濃茶，減少服用催眠藥物的頻率以及堅持進行能力所及的合理運動，如定期進行八段錦、太極拳等運動，均有益於放鬆精神，改善失眠、焦慮及抑鬱狀態。

穴位按摩

經絡學説認為，穴位是經絡的組成部分，通過穴位按摩，可以疏通經絡，調整陰陽，寧心安神對睡眠、焦慮及抑鬱狀態有一定幫助。現代醫學證實，穴位按摩可調節神經系統的興奮性，其原因可能是穴位刺激能增加機體複合胺的釋放，複合胺能放鬆人體，促進睡眠。

改善慢性腎病睡眠質量的穴位選擇為，主穴取百會、神門、內關、三陰交、太溪，隨症配穴，多穴配伍，具有陰陽相配、上下配穴、首尾呼應、升降兼顧、氣血同調的特點，而奏上疏下導、調暢氣機、疏肝解鬱、養心安神之功。

中藥湯水

百合蓮子酸棗仁湯

【材料】 百合 20 克，蓮子 20 克，石斛 15 克，黨參 15 克，酸棗仁 20 克，生薑 3 片及豬瘦肉 250 克

【做法】 洗淨豬瘦肉。百合、蓮子、酸棗仁用水先浸半小時後，連同豬瘦肉入煲，注入適量清水，水滾後改用文火再煲一個半小時即可

【適應症】 失眠、憂鬱或焦慮者，症見倦怠乏力、口乾、舌紅少苔，屬於氣陰虛者

【注意】 腸胃不適，胃脹腹瀉者不宜；慢性腎衰水腫少尿、血鉀偏高者不宜

不吸煙

吸煙可導致血管內皮損傷，加速腎臟疾病的進展。在多危險因子干預試驗中，初步把吸煙作為發展成終末期腎病的一個獨立危險因素。研究表明，吸煙可以顯著地呈劑量依賴性的增加腎臟

病進入終末期腎病的發生率。[20]

吸煙是人類接觸鉻的主要方式，而腎臟是鉻毒性作用的主要靶器官。糖尿病對鉻的腎毒性易感，煙草通常蓄積有鉻，吸煙者通過呼吸道吸收鉻，而造成機體損害。[21]

流行病學調查結果顯示吸煙與腎結石的發生有關，對其誘發機制的研究集中在香煙中的鎘對腎的毒性方面。而香煙煙霧中不僅含鎘，還含大量自由基、尼古丁等有害成分，誘促泌尿系結石形成。[22]

吸煙是慢性腎病患者併發心血管病死率的主要危險因素，吸煙會加重腎病的進展，而戒煙能延緩慢性腎病的進展，[23] 因此防治慢性腎病，必須戒煙。

體重管理

肥胖症會引起腎臟血流動力學、結構和功能等多方面改變，其中部分會發生肥胖相關腎小球病變。

早在上世紀七十年代，便報道了由肥胖引起的腎病，稱為肥胖相關性腎小球病。根據腎病理表現可分為兩型：肥胖相關性腎小球肥大症和肥胖相關性局灶節段性腎小球硬化。病理表現均顯示腎小球增大，腎小球繫膜基質增生，足細胞肥大伴足突消失，腎小球基底膜增厚伴間質性纖維化。腎功能正常的極端肥胖者進行減肥手術前，多數會存在腎小球繫膜基質和繫膜細胞增殖、足細胞肥大和腎小球病變。而發生腎小球損傷的危險因素與體重相關。[24]

此外，肥胖放大了高血壓病、代謝綜合症、原發腎臟疾病和心血管疾病的風險，增加了蛋白尿水平，加速了慢性腎病的發生發展。

大規模的流行病學研究顯示，肥胖是部分慢性腎病的原發病因，同時也是促使慢性腎病轉向腎衰的危險因素。[25] 當合併糖尿病及高血壓病的肥胖患者，同時患有慢性腎病時，腎小球濾過率的下降更快，更早進展至終末期腎病。[26]

鑒於這些不利影響，合併肥胖的慢性腎病患者應積極減輕體重，但也不是説所有慢性腎病患者體重越輕越好。

目前的觀點認為在血液透析患者中，肥胖、高膽固醇血症和高血壓與患者的死亡率呈負相關。[27] 越來越多的流行病學研究和大樣本透析患者的臨床觀察證明，較高的 BMI 水平可以為血液透析患者帶來更多的生存獲益。[28]

這種在血液透析人羣中獨特的“肥胖帶來生存獲益”現象，目前還沒有得出被廣泛接受的合理解釋，較新的觀點認為血液透析患者持續營養不足，會導致機體抵抗不良因素影響的能力下降，如炎症反應、慢性酸中毒等，會增加血管通路損壞的風險，以及影響透析溶質清除效率。[29] 因此，慢性腎病患者一定需要合理控制飲食，避免聽之任之，飲食不節；也同時避免過分嚴格，矯枉過正而造成營養不良。

表 4.10 慢性腎病體重變化的可能解釋

腎病	體重增加	突然增加	水腫
		緩慢增加	營養狀態改善
	體重下降	突然下降	消腫
		緩慢下降	營養不良

運動調養

古訓云：“流水不腐，戶樞不蠹”，説的是“動”的益處。中醫認為運動可使全身氣機條達，血脈流通。肌肉在運動中變得發達有力，骨骼在運動中變得堅實。

運動有助於調節血壓、血脂、血糖，減少慢性腎病發生的危險因素。[30] 長期運動可增加機體的抗氧化應激能力。[31] 水中運動可以減少輕中度腎功能衰竭患者的蛋白尿，提高腎小球濾過率，減少脂質過氧化反應的產物，增加還原型谷胱甘肽水準。[32] 合理的有氧運動對改善維持性血液透析患者的生理功能、心肺耐力及生活質量均有一定的改善作用。[33]

在腎病早期及體力正常的情況下，患者的運動量基本上可接近普通人。運動量太少，則效益不大；運動量太大可能加重腎的負擔，如對於長者、腎功能明顯下降或正接受透析的患者，便要減少運動量。所採取的運動方式也要注意，一般選擇溫和的運動方式，如健步走、慢跑、八段錦、體操、游水等。

醫案

劇烈運動導致腎病復發

患者男性，16 歲。3 年前感冒後患中耳炎，後出現小便泡沫，檢查 24 小時尿蛋白 6.8g，進行腎組活檢顯示為膜增生性腎小球腎炎。經治療，蛋白下降到每日 0.15 克，病情穩定。

2014 年暑假因運動多，多次參加羽毛球比賽，又臨 6 月考試辛苦，後尿蛋白逐漸升高，檢查尿蛋白定量為 3.8 克，遂前來就診諮詢。

【評述】患者臨床診斷為腎病綜合症，病理診斷為膜增生性腎小球腎炎，經過中西醫治療，獲得較好療效。

此次復發是由於過度運動，勞累所傷誘發。因此，對於慢性腎病經過治療後的緩解者，需要注意合理休息，不可過度勞累。過度勞累，除了工作勞累外，還包括過多的體育運動等。

慢性腎病的隨診

慢性腎病是長期病，需要長期合理專科隨診。在隨診過程中，要注意養成良好的個人生活習慣，如合理作息、避免生活不規律、注意合理飲食、心態平和以及居住生活環境的空氣流通、適量運動等。

在隨診過程中要注意觀察病情變化、併發症及合併症的出現，還要避免自行停藥、不做檢查，即使病情穩定，也需要進行隨診，定期復查相關指標。

對於慢性腎衰竭患者，隨診的頻度應按其原發病、病情及併發症的情況決定，如有否高血壓、心力衰竭及殘餘腎功能惡化的速度等。在不同的階段隨診的頻率不同，早期一般約每 3 個月到半年隨診 1 次，中晚期一般需要每 1~3 個月隨診 1 次，如有病情變化應隨時就診。

隨診過程中需注意的問題：

併發症

如尿毒症病人水腫加重，可能出現心衰、嚴重高血壓、心包積液等；如慢性腎衰患者因為胃口差常併發電解質紊亂，如出現低鈉血症、低血鉀或高血鉀等，需要抽血檢查才能確定。

合併症

除了與腎病變密切相關的疾病外，還要注意與腎病本身無直接相關的其他疾病。如一位患者長期腎病控制良好，蛋白尿常表現為陰性，但是患者有一段時間內出現低熱，十分倦怠。由於患者沒有咳嗽等症狀，曾到很多醫院就診均未進行胸片檢查，後來在門診進行胸片檢查發現為肺癌晚期，病人未能完成放療及化療療程，病情已經惡化。

藥物副作用

如使用激素容易出現骨質疏鬆、腎臟股骨頭壞死等。一些患者長期使用激素治療，病情控制良好，其後由於懼怕激素、免疫抑制劑等治療的副作用，自行停藥，結果造成病情反覆，再治療的難度增大。

治療措施的併發症

如腎結石病人進行體外衝擊波碎石治療，該療法對大多數腎結石病人有較好的效果，但是有的病人碎石後可能出現石階形成，造成輸尿管堵塞，在此基礎上進一步引起腎積液和梗阻性腎病，時間久了就形成慢性腎功能衰竭。

重視預防措施能避免不良反應，例如病人在碎石後需要密切觀察小便排出小石塊的情況，要在碎石後 1 週左右進行一次常規的腎、膀胱、輸尿管超聲波檢查，此後仍需要注意復查。

一些患者經過治療後病情穩定，甚至完全緩解，仍需要定期檢查，以免復發，或疾病在隱匿狀態，腎功能仍逐漸受損。

表 4.11　慢性腎病的隨診目的

目的	說明
落實診斷	有的腎病早期表現不典型，無法進行早期診斷，但多數經過追蹤，可得明確診斷。如不進行隨診，個別患者不知不覺到了晚期才發現，為時已晚。
系統治療	有些腎病患者診斷後卻沒有系統治療，令病情繼續發展；如果自行加藥、停藥等，都會影響整體預後。
調整方案	腎病治療過程不是一成不變的，藥物需要根據具體情況進行適當調整。
併發症與合併癥的治療	腎病所出現的合併症與併發病，可加重腎病進展，或出現危險，需及時觀察及治療。
藥物監測	腎病常需長期服藥，這些藥物可能有不良反應，有的還十分嚴重，這都需長期隨診、觀察及處理。
營養評估	腎病在飲食上限制較多，如飲食不合理很容易造成營養不良，在隨診過程中也需要進行營養評估。

註

1　孫偉、周棟：〈蛋白質飲食與腎臟疾病〉，《中國中西醫結合腎病雜誌》，2004 年，5(11)，頁 677~680。

2　魏日胞、張燕平：〈延緩慢性腎功能不全進展的措施〉，陳香美主編，《現代腎衰治療學》（北京：人民軍醫出版社，2001 年 5 月第 1 版），頁 225~232。

3　畢增祺：〈慢性腎功能衰竭非透析療法〉，王海燕主編，《腎病學》（北京：人民衛生出版社，1996 年 2 月第 2 版），頁 1435~1442。

[4] 國外醫學內分泌學分冊編輯部：〈慢性腎病蛋白營養治療專家共識〉，《國外醫學內分泌學分冊》，2005 年 11 月第 25 卷第 6 期，頁 437~438。

[5] 鄭法雷、尹德海：〈低蛋白飲食延緩慢性腎功能衰竭病程進展的作用〉，《實用醫院臨床雜誌》，2005 年，2(1)，頁 12~14。

[6] 中國營養學會：《中國居民膳食指南》（拉薩：西藏人民出版社，2010 年 12 月第 1 版），頁 56。

[7] 葉任高：《腎病防治指南》（北京：人民衛生出版社，1998 年 10 月第 1 版），頁 87。

[8] 林健昌、周朋、孟小斌：〈中藥鉀離子含量對腎衰少尿無尿患者的影響〉，《中藥房之窗》，1998 年，9(4)，頁 192。

[9] 王宇暉、樓正青、陳筱凡：〈常用中藥水煎劑含鉀量分析〉，《中國中西醫結合腎病雜誌》，2004 年 9 月第 5 卷第 9 期，頁 531~532。

[10] 江劍影、許順吉：〈中藥的安全性 —— 鉀離子含量〉，《順天醫藥》，民國 99 年 3 月，第 14 期，頁 12~17。

[11] 謝桂權、洪欽國、孫麗莉：〈中藥減少慢性腎衰患者血透次數臨床療效觀察〉，《廣州中醫學院學報》，1992 年，3(9)，頁 121。

[12] 陶筱娟、沈福娣：〈泄濁排鉀方高位結腸灌洗搶救慢性腎功能衰竭高鉀血症〉，《中國中醫藥信息雜誌》，1998 年，5(12)，頁 38。

[13] 梁瑩、劉濤、余仁歡：〈中藥湯劑對慢性腎病 III ~ V 期患者血鉀濃度影響分析〉，《北京中醫藥》，2012 年，31(11)，頁 843~844。

[14] 潘明明綜述：〈高磷血症治療新進展〉，《國際移植與血液淨化雜誌》，2006 年 11 月第 4 卷第 6 期，頁 12~14。

[15] 畢增祺：〈慢性腎功能衰竭非透析療法〉，王海燕主編，《腎病學》（北京：人民衛生出版社，1996 年 2 月第 2 版），頁 1435~1442。

[16] 任繼學：《任繼學經驗集》（北京：人民衛生出版社，2000 年 7 月第 1 版），頁 319~326。

[17] 岳美中：〈久病不盡虛，守方以持重〉，單書健、陳子華、石志超主編，《古今名醫臨証金鑒：水腫關格卷（下）》（北京：中國中醫藥出版社，1999 年，頁 120~122。

[18] 盧文潔：〈腎功能不全，少喝“老火湯”（訪侯凡凡院士）〉，《廣州日報》，2010 年 12 月 13 日，B8 版。

[19] 徐大基、黃春林：〈慢性腎衰竭〉，余紹源、劉茂才、羅雲堅主編，《面向 21 世紀高等醫學院校教材 —— 中西醫結合內科學》（北京：科學出版社，2003 年 9 月第 1 版），頁 507~517。

[20] 唐政、程震：〈英國慢腎病指南要點及解讀〉，《中國實用內科雜誌》，2007 年 6 月第 27 卷第 11 期，頁 844~846。

[21] 雷立羣、黃紅兒、楊羣娣等：〈吸煙接觸鉻對糖尿病患者腎功能的影響〉，《中華預防醫學雜誌》，2007 年，41(5)，頁 414。

[22] 李建濤綜述：〈吸煙與腎結石疾病〉，《實用醫學雜誌》，2008 年，24(20)，頁 3618~3620。

[23] Orth SR, Stockmann A, Conradt C, Ritz E, Ferro M, Kreusser W et al., "Smoking as a risk factor for end-stage renal failure in men with primary renal disease", *Kidney Int.*, 1998, 54, pp926~931.

[24] Serra A, Romero R, Lopez D et al., "Renal injury in the extremely obese patients with normal renal function", *Kidney Int.*, 2008, 73(8), pp947~955.

[25] Mathew AV, Okada S, Sharma K., "Obesity related kidney disease", *Curr Diabetes Rev.*,2011, 7(1), pp41~49.

[26] Iseki K, Ikenuya Y, Kinjo K, "Body mass index and the risk of development of end-stage renal disease in a screened cohort", *Kidney Int.*, 2004, 65(5), pp1870~1876.

[27] Godkin DA, Bragg-Gresham JL, Koenig KG et al., "Assocation of comorbid conditions and mortality in hemodialysis patients in Europe, Japan and the United States: the Dialysis Outcomes and Practice Patterns Study(DOPPS)", *J Am Soc Nephrol,* 2003, 14(12), pp3270~3277.

[28] Hall YN, Xu P, Chertow GM, "Relationship of body size and mortality among US Asians and Pacific Islanders on dialysis", *Ethn Dis.*, 2011, 21(1), pp40~46.

[29] Kalaitzidis RG, Siamopoulos KC, "The role of obesity in kidney disease: recent findings and potential mechanisms", *Int Urol Nephrol,* 2011, 43(3), pp771~784.

[30] Boyce M L, Robergs R A, AvasthiP S et al., "Exercise training by individuals with predialysis renal failure:cardiorespiratory endurance, hypertension and renal function", *Am J Kidney Dis.*, 1997, 30(2), pp180~192.

[31] Polidori M C，Mecocci P, Cherubini A et al., "Physical activity and oxidative stress during aging", *Int J Spots Med.*, 2000, 21(3), pp154~157.

[32] Pechter U, Ots M, Mesikepp S et al., "Beneficial effects of water based exercise in patients with chronic kidney disease", *Int J Rehabil Res.*, 2003, 26(2), pp153~156.

[33] 王欣欣、宋桂蕓、宿志梅等：〈有氧運動對維持性血液透析患者生理功能、心肺耐力及生活質量的影響〉，《中國血液淨化》，2012 年，11(9)，頁 501。

後記

醫學是一門嚴謹的科學，新的研究和臨床實踐不斷地更新人們的知識體系；而各人又由於體質不同，疾病本身更存在很多不確定性，臨床上一些貌似簡單的問題，實際上卻可能十分複雜，需要專業人士進行具體分析、判斷。書中列舉的任何見解、處方、藥物，包括劑量等均為筆者或筆者所引用的作者的個人體會，均需要在專業人士的指導下實施或使用，切忌按圖索驥、自行配藥，以免差誤。如果在閱讀過程有任何意見，也非常歡迎隨時批評指正。

本書中所指的專業人士，主要指對腎病有深入研究的中醫或西醫。